Berichtigungen

S. 15: Abb. 7: linke Säulengruppe: statt (176) kommt (174)
mittlere Säulengruppe: statt (34) kommt (64)
mittlere Säulengruppe: statt (30) kommt (60)

S. 16: Tabelle 1: Statt der Werte 15,9; 4,5; 4,2; 3,1; 1,9; 1,8; 1,7 sind folgende Werte einzusetzten: 15,9; 4,5; 2,2; 2,9; 1,4; 1,6; 1,5.

S. 17: Mitte: Männer zwischen 45 und 64: statt p = 0.01 kommt p = 0.1.

S. 19: Abb. 11: linke Säulengruppe statt p = 0.01 kommt p = 0.1

S. 24: Abb. 13: linke Säulengruppe statt 72/322 kommt 72/236

S. 51: Tabelle 13: Gruppe 3/3 statt (93) kommt (83)
Tabelle 14: Gruppe 3/2 statt (54) kommt (44)

Brainin, Risiko und Prognose des Schlaganfalls. Der Beitrag von Datenbanken

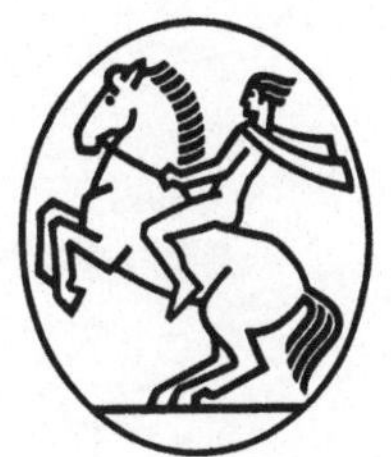

M. Brainin

Risiko und Prognose des Schlaganfalls

Der Beitrag von Datenbanken

Springer-Verlag Wien New York

Dr. Michael Brainin
Neurologische Abteilung, NÖ Landeskrankenhaus, A-3400 Klosterneuburg, Österreich

Mit 24 Abbildungen

ISBN-13: 978-3-211-82163-3 e-ISBN-13: 978-3-7091-9066-1
DOI: 10.1007/978-3-7091-9066-1

"Meinen Zustand während der Perioden der vollständigen Lähmung kann ich nur so bezeichnen, dass ich sage: ich fühlte keine Anstrengung bei der Absicht die Glieder zu bewegen, konnte aber in keiner Weise den Willen zur Bewegung aufbringen. In den Perioden der unvollständigen Lähmung und in der Zeit der Rekonvaleszenz hingegen schienen mir Arm und Bein ungeheure Lasten, die ich mit der grössten Anstrengung erhob."

Ernst Mach, 1902

"It was a striking and repeatedly made observation that the force needed to make a severely paretic muscle contract is considerable. Subjectively this is experienced as a kind of mental force, a power of will. In the case of a muscle just capable of being actively moved the mental effort needed was very great. Subjectively it felt as if there was a resistance which could be overcome by very strong voluntary innervation. This force of innervation is obviously some kind of mental energy, which cannot be quantified or defined more closely. One can only speculate upon how this mental energy is ultimately transferred to mechanical energy, a question related to the apparently insoluble mind-body problem."

Alf Brodal, 1973

Vorwort

Es ist die Aufgabenstellung in nachfolgender Monographie, den Beitrag von Datenbanken zur Erfassung von Ätiologie, Pathogenese und Prognose des zerebralen Insults darzustellen. Es ist für den Einzelnen nicht möglich, sämtliche relevanten Gebiete zu überblicken. Es wird daher kein Anspruch auf Vollständigkeit erhoben. Vielmehr soll zu jenen Bereichen der Risikofaktorforschung und Prognosestellung nach zerebralem Insult etwas ausgesagt werden, in denen der Autor in den letzten Jahren selbst gearbeitet hat. Insbesondere werden dazu die ersten Auswertungen der Klosterneuburger Schlaganfall-Datenbank (SDB) herangezogen. Bereits 1984 begannen die Vorarbeiten zur SDB. In dieser Zeit wurde neben der Erarbeitung und Validierung von Messinstrumenten die erste fallkontrollierte Studie über zerebrovaskuläre Risikofaktoren im deutschen Sprachraum durchgeführt. Die derzeit laufende Datenbank besteht in der endgültigen Version seit März 1988 und es werden darin alle Insultpatienten des LKH Klosterneuburg registriert und jährlich mit definierten Endpunkten (Reinsult/Tod) nachuntersucht. Vor allem soll eine ätiologieorientierte Sichtweise vetreten werden, welche nach Meinung des Autors die vernünftigste Möglichkeit darstellt, mehr diagnostische Klarheit und eine beständigere therapeutische Orientierung in diesen Bereich der Forschung zu bringen.

Die Akkumulation und Auswertung der grossen Datenmengen wäre ohne die Hilfe zahlreicher Kollegen nicht möglich gewesen. Mein Dank gilt besonders den Mitarbeitern an der Neurologischen Abteilung im NÖ Landeskrankenhaus Klosterneuburg. Für die statistischen Berechnungen bin ich Frau Dr.Gabi Wörgötter zu Dank verpflichtet. Herr Ing.Gerhard Buzeczki hat die derzeit laufende Schlaganfall-Datenbank programmiert. Das Pilot-Projekt zur Erforschung der Risikofaktoren wurde durch eine Unterstützung des Kulturamts der NÖ Landesregierung ermöglicht.

Ich danke dem Vorstand der Neurologischen Universitätsklinik Wien, Herrn Univ.Prof.Dr.Lüder Deecke, für sein fortwährendes und unterstützendes Interesse an der Prävention des zerebralen Insults. Ebenso bin ich dem Direktor des LKH Klosterneuburg, Herrn Wirkl.Hofrat Prim.Dr.Alois Marksteiner, für seine freundschaftliche Unterstützung dankbar. Diskussionen mit Herrn Prof.Dr.J.P.Mohr, Leiter des Stroke Service im Neurological Institute des Columbia Presbyterian Hospitals NY haben mir einige

Irrwege erspart. Für zahlreiche Anregungen danke ich auch Dr. Mary Foulkes, Project Director der NINCDS Stroke Data Bank, die seitens des National Institute of Health, Bethesda, unserem Schlaganfall-Datenbank Projekt viel Interesse entgegenbringt. Für die kritische Durchsicht des Manuskripts danke ich Herrn Univ. Prof.Dr.Robert Trappl, Vorstand des Instituts für Medizinische Kybernetik und Artificial Intelligence der Univ.Wien. Mein Dank gilt auch Herrn Univ.Prof.Dr.L.Wicke, Vorstand des Instituts für Bildgebende Diagnostik in der Privatkrankenanstalt Rudolfinerhaus Wien, der mir freundlicherweise einige Kernspintomographien zur Veröffentlichung überliess.

Wien, im Mai 1989 Michael Brainin

Inhaltsverzeichnis

Einleitung

Die Erfassung und Verarbeitung grosser Mengen von Patientendaten mit Hilfe der zunehmend verfügbaren Computertechnik kann bei entsprechender Vorarbeit und klar definierter Zielsetzung die Grundlage für wertvolle Aussagen über Verläufe von Krankheiten und deren Pathogenese bilden. Mittels multifaktorieller Analysen können systematisch Zusammenhänge, die zunächst vage erscheinen, überprüft und verifiziert werden. Ebenso können ätiologische Momente, beispielsweise in der Karzinogenese, erhellt und nachgewiesen werden. Das primärprophylaktische Potential grosser Patientenregister ist enorm.

Besteht zusätzlich die Möglichkeit, über eine Population innerhalb einer geschlossenen geographischen Region sämtliche wichtigen Daten (Geburt, Krankenhausaufenthalte, Arztbesuche, Sterbedatum, ev. Obduktionsbefund) in einer Datei zu vereinen ("record-linkage" nach Dunn 1946), können wichtige Beiträge zur Planung und Verwaltung des Gesundheitswesens resultieren, ebenso wie epidemiologische Zusammenhänge (Acheson and Fairbairn 1970).

Die bekanntesten und ältesten Krankenregister umfassen die meldepflichtigen Krankheiten. In einem solchen Register werden alle diagnostizierten Fälle, auf die die Einschlusskriterien zutreffen, erfasst und einer zentralen Stelle (z.B. Gesundheitsamt) gemeldet. Ein gut geplantes und verwaltetes Fallregister kann auch Zusammenhänge über den natürlichen Verlauf einer Erkrankung ermöglichen, die durch andere Untersuchungen nicht ohne weiteres erhältlich sind (Neugeborenenregister, Tumorregister). Ist ein solches Register populationsbasiert, kann auch Information über Prävalenz-, Inzidenz- und Überlebensraten gewonnen werden.

In den letzten Jahren sind eine Fülle von Datenregistern über die unterschiedlichsten Krankheiten gegründet worden (Heyman et al.1985). Je nach Zielsetzung und Aufbaumöglichkeit sind diese unizentrisch, multizentrisch, national oder international konzipiert. Solche medizinische Datenbanken sind primär im Interesse der Erforschung der Pathophysiologie und Ätiologie einer bestimmten Erkrankung. Sie ergeben - ergänzt durch entsprechende Nachuntersuchungen möglichst aller registrierten Patienten - eine Beobachtungsmöglichkeit des Krankheitsverlaufs (Mohr et al. 1985). Solche Register sind von der Patientenbetreuung primär unabhängig und haben keinen Einfluss auf die Wahl einer bestimmten Therapie für einen individuellen Patienten. Durch die Erfassung konsekutiver (und nicht randomisierter) Fälle sind solche Datenregister auch kein Ersatz für eine randomisierte klinische Studie und auch als "historische" Kontrollgruppe nicht ideal (Byar 1980).

Durch die Tatsache, dass der Schlaganfall ein enormes sozioökonomisches und gesundheitspolitisches Problem in den industrialisierten Ländern darstellt, ergeben sich primärprophylaktische Aufgaben von grosser Dringlichkeit (Deecke 1986). Im Gegensatz zu den angloamerikanischen Ländern gibt es im deutschsprachigen Raum bisher nur wenige und unabgestimmte Untersuchungen über Inzidenz-, Prävalenz- und Überlebensraten des Insults, ebenso wie Beobachtungen des natürlichen Verlaufs grösserer Zahlen unausgelesener Schlaganfallpatienten.

Die umfassendste Studie, die bisher eine Einschätzung der Grössenordnung des Problems zulässt, wurde 1976 und 1980 von der WHO veröffentlicht (Hatano 1976, Aho et al. 1980). In der "WHO Collaborative Study" wurde nach Abschluss einer mehrmonatigen Pilot-Studie ein zentrales Register errichtet, an dem zwischen 1971 und 1974 17 Zentren aus zwölf Ländern teilnahmen. Der Zweck der Studie war, die Inzidenz und Prävalenz zu erheben, das soziale und klinische Profil dieser Patienten zu erfassen, sowie Informationen über mögliche vorbeugende Massnahmen, diagnostische Prozeduren und Rehabilitation zu gewinnen und schliesslich den natürlichen Verlauf zu dokumentieren.

Es wurden 8754 Schlaganfallpatienten aus einer Gesamtpopulation von 2,6 Millionen Menschen erfasst. Der Schlaganfall wurde definiert als " sich schnell entwickelnde klinische Zeichen von fokalen (oder globalen) Störungen der zerebralen Funktion, welche länger als 24 Stunden anhalten oder zum Tode führen und anscheinend durch keine andere als eine vaskuläre Ursache hervorgerufen sind" (Ü.d.A.). Zerebrale Angiographien wurden in weniger als 10% durchgeführt, eine kraniale CT war zu diesem Zeitpunkt in keinem der Zentren verfügbar. Aufgrund dieser Definition konnten lediglich wenige Subtypen des Schlaganfalls nach nahezu rein klinischen (oder autoptischen) Kriterien differenziert werden. Es waren dies: ischämische Hirninfarkte, spontane subarachnoidale (SAB) und intrazerebrale Blutungen. Ausgeschlossen wurden Fälle von transitorisch ischämischen Attacken (TIA). Die Überlebenden wurden nach 3 Wochen, 3 Monaten und nach einem Jahr neuerlich untersucht.

Es zeigte sich je nach Altersstruktur der Bevölkerung eine Inzidenzrate bis zu 2,5 pro 1000 Einwohner pro Jahr und die Zahl jährlich neuauftretender Insulte wurde in Europa auf etwa eine Million geschätzt. Die Gesamtmortalität aller Insulte (inklusive SAB, exklusive TIA) liegt bei 23% innerhalb der ersten Woche und 48% nach einem Jahr. Nach einem Jahr weisen noch zwei Drittel der Überlebenden neurologische Defizite auf und nahezu 40% er-

reichen keine Unabhängigkeit in den Self-Care-Fähigkeiten. In Europa sind 25% aller Schlaganfallüberlebenden nach einem Jahr in institutioneller Pflege (alle Daten aus Aho et al.1980).
Eine weitere Studie, das WHO "Monica" Projekt, soll über 10 Jahre den internationalen Trend der zerebrovaskulären Mortalität und Morbidität aufzeigen, sowie über deren Zusammenhang mit bekannten Risikofaktoren, den Lebensgewohnheiten, der Gesundheitsversorgung und wichtigen sozioökonomischen Faktoren Aufschluss geben (Tunstall-Pedoe 1985). Endergebnisse sind in den späten 90er Jahren zu erwarten.
Aus den dramatischen Ergebnissen der vorliegenden "WHO Collaborative Study" wird der Impakt und die Belastung für die meisten Länder deutlich, die sich aus der Mortalität und den chronischen Folgezuständen nach Schlaganfall ergeben. Eine der wesentlichen Schlüsse aus dieser Studie war, dass die Kontrolle der arteriellen Hypertonie in den meisten Ländern unzureichend ist. Als weiterer Schluss ergab sich aus dieser Studie die Empfehlung, lokale Schlaganfallregister zu errichten, denn solche Datenregister erweisen sich als geeignetes Instrument der Erhebung und Erforschung des Schlaganfalls, ebenso wie zur Planung von Schlaganfall- Kontrollprogrammen (Aho et al.1980).
Als Beispiel einer solchen regionalen Datenbank soll die SDB-Klosterneuburg aufgefasst werden. In dieses Register werden alle konsekutiven hospitalisierten Fälle nach Schlaganfall aufgenommen, sofern das Insultereignis nicht länger als vier Wochen zurückliegt. Die CT-Untersuchungsrate ist nahe bei 100%, die Rate der Gefässuntersuchungen (Ultraschall oder Angiographie) liegt über 90%. Die akkumulierten Daten erlauben mit einiger Wahrscheinlichkeit Rückschlüsse über die Prävalenz von Risikofaktoren, die zum Schlaganfall geführt haben, und können als Grundlage für primärprophylaktische Massnahmen herangezogen werden. Darüberhinaus können prognostisch relevante Faktoren in ihrer Gewichtung bestimmt werden. Eine Orientierung nach ätiologischen Gesichtspunkten zeigt überdies, dass der "natürliche" Verlauf des "Schlaganfalls" bereits nach wenigen Wochen recht unterschiedlich ist: es zeigt sich, dass lakunäre Infarkte eine wesentlich günstigere Prognose aufweisen als alle anderen Infarkte. Dass nahezu jeder dritte Schlaganfall ätiologisch ungeklärt bleibt, stellt ein weiteres wesentliches Ergebnis bisheriger Auswertungen dar.

Medizinische Datenbanken

Definition

Eine medizinische Datenbank ist ein krankheitsspezifisches Register aller Patienten, bei denen eine bestimmte Diagnose gestellt wurde (Mausner and Kahn 1985). Darüber hinaus werden je nach Aufgabenstellung und Zielsetzung Begleitdaten klinischer, labormedizinischer, apparativer und sozialer Natur gesammelt. Nachuntersuchungen sind ein wichtiger Bestandteil, um den Krankheitsverlauf zu erfassen. Datenbanken sind nicht a priori populationsbasiert, können jedoch dahingehend ausgeweitet werden (Dambrosia und Ellenberg 1980). Die wichtigsten Elemente einer Datenbank sind in Abbildung 1 dargestellt.

Struktur

Planung und Entwurf

Ein wichtiges Element stellt der Plan für die Eintrittskriterien dar. Im allgemeinen sind dies alle konsekutiven Fälle mit einer bestimmten Erkrankung, die in medizinische Behandlung kommen. Das Datenbankzentrum wird daher jene Fälle nicht erfassen, die medizinische Hilfe ausserhalb des Datenbankzentrums erhalten. So werden in der Klosterneuburger Schlaganfall-Datenbank (SDB) lediglich jene Patienten erfasst, welche an der Neurologischen Abteilung des Landeskrankenhauses Klosterneuburg stationär behandelt werden. Die Struktur der Klosterneuburger SDB gibt Abbildung 2 wieder. Um die Menge verfügbarer Daten zu vergrössern und um den besonderen Einfluss einer einzigen Institution auf die Daten abzuschwächen, können auch mehrere Institutionen mit ähnlichem Forschungsinteresse in der Sammlung der Daten kollaborieren. Dafür sind allerdings gemeinsame Definitionen, Ausschlusskriterien etc. erforderlich, ebenso wie eine begleitende Kontrolle der Datenqualität.

Datensammlung

Datenblätter sollten verwendet werden, die möglichst benützerfreundlich sind. Es erweist sich als günstig, nicht eine Fülle unnötiger Daten zu

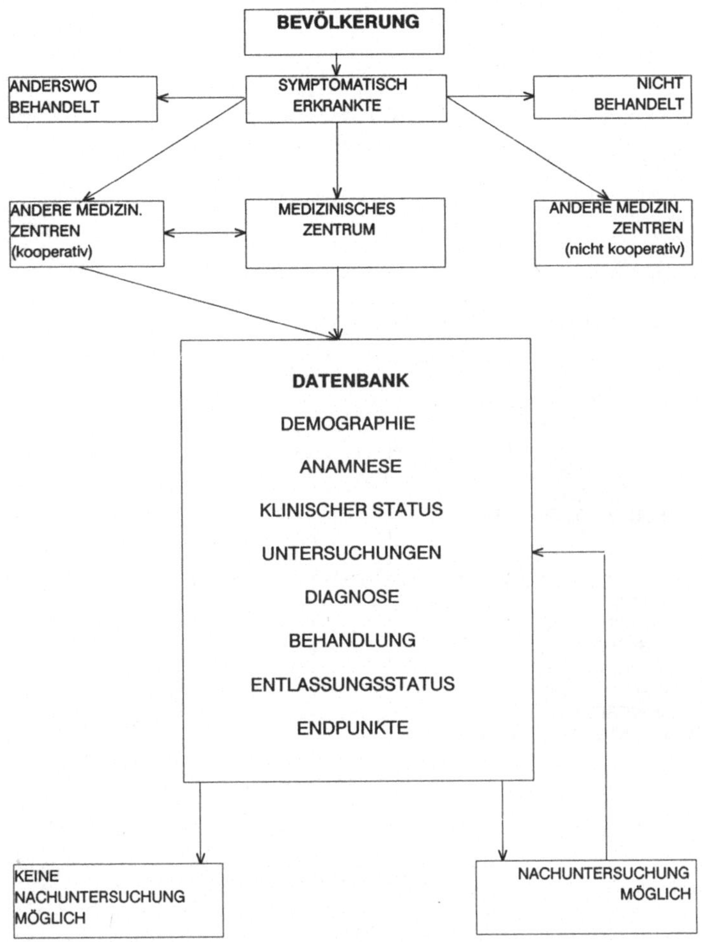

Abb. 1: Struktur einer medizinischen Datenbank

erheben, sondern nur solche, welche für die erforderlichen Fragestellungen notwendig sind. Eine übermässige Datenakkumulation ist für die klinische Routine demotivierend und eine Belastung für Patienten und Angehörige. Es ist unumgänglich, Testblätter zu entwerfen, mittels derer nach einem Probelauf inkonsistente und widersprüchliche Items eliminiert werden. Neben der laufenden Qualitätskontrolle der am Krankenbett erhobenen Daten ist eine Standardstatistik erforderlich, die während der operationalen Phase jederzeit eine Abfrage wichtiger Datensätze ermöglicht. In der Klosterneuburger SDB kann nicht nur jederzeit die Zahl der mittlerweile eingegangenen Indexfälle abgefragt werden, sondern ebenso eine Fülle weiterer Daten für die laufende Qualitätskontrolle und für Zwischenauswertungen. Beispielsweise erweist es sich als günstig, alle Fälle, bei denen an eine rekon-

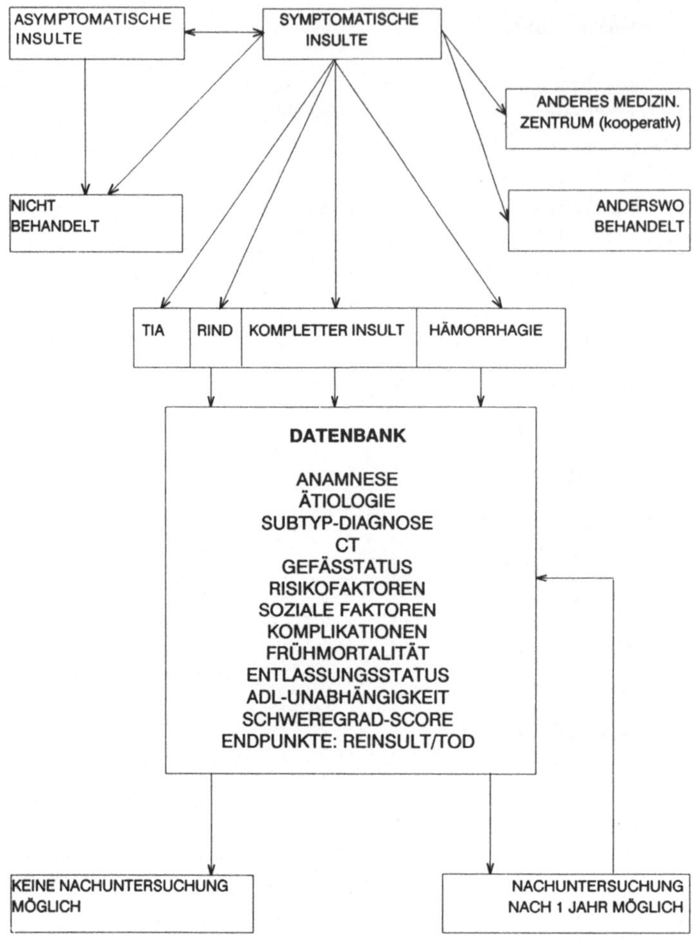

Abb. 2: Struktur der Klosterneuburger Schlaganfall-Datenbank

struktive Gefässoperation gedacht wurde, abfragen zu können, ebenso wie Aufzeichnungen nach Alter, Geschlecht, geographischer Wohnregion und ätiologischer Klassifikation des Insults. Ein Interface mit einem Statistikprogramm und einem Graphikprogramm sind vorteilhaft. Die variable Statistik erfolgt jedoch erst nach Beendigung der Datenerhebungsphase. Danach können je nach definierten Endpunkten spezifische Fragestellungen ausgewertet werden. Es erweist sich auch als Vorteil, einen Datenausdruck über alle jene Fälle zu planen, bei denen in nächster Zeit eine Nachuntersuchung fällig ist (z.B. monatlich). Je präziser die Vorstellungen über die laufende Benützung der Datenbank von Anbeginn sind, desto weniger unklar und widersprüchlich werden die gesammelten Daten sein. Dambrosia und Ellenberg (1980) betonen, dass am Schluss die Qualität der Rohdaten und nicht die Kenntnis der statistischen Methoden und Korrekturmöglichkeiten oder gar die Fähigkeit des Computers , die Daten zu manipulieren, den Wert der Studie entscheiden.

Nützlichkeit

Definition der Krankheit

Chronische Krankheiten,wie etwa der Schlaganfall, haben eine Fülle von klinischen Präsentationsmöglichkeiten und die Zuordnung eines Patienten zu einer bestimmten Krankheitsgruppe kann infolge fehlender Präzision bei der Definition des Insults bzw. deren Subtypen zu Unsicherheiten führen. In der NINCDS Datenbank (Foulkes et al.1988) sind ebenso wie in der Klosterneuburger SDB präzise Definitionen bezüglich der Ätiologie (Abb.3) vorgenommen worden, welche im Anhang I angeführt sind.

Natürlicher Verlauf der Erkrankung

Der von medizinischen Massnahmen weitgehend unbeeinflusste weitere Verlauf der Erkrankung kann durch Nachuntersuchungen erfasst werden. Für die Klosterneuburger SDB wurden neben den ätiologischen Diagnosen dreissig klinische Syndrome aufgelistet, nach denen der klinische Verlauf ebenfalls erfasst wird (Abb.4).

Inzidenz und Prävalenz

Zur Berechnung epidemiologisch relevanter Faktoren, wie Inzidenz-und Prävalenzrate, sind populationsbasierte Datenbanken erforderlich. Nach Kurtzke (1986) können entweder wahre Populationsstudien, randomisierte Populationsstudien (z.B. die Framingham-Studie verfolgt prospektiv 5000 Einwohner über mehr als 25 Jahre) oder Studien beitragen, bei denen ein medizinisches Zentrum nahezu 100% der Bevölkerung einer geographischen Region versorgt (z.B. Mayo-Clinic versorgt 60.000 Einwohner in Rochester, Minnesota). Die NINCDS Datenbank umfasst fünf Zentren in Nordamerika und ist nicht populationsbasiert (Foulkes et al.1988). Die Klosterneuburger SDB umfasst lediglich ein Zentrum und erfasst ebenfalls keine geschlossene geographische Versorgungsregion. Daher ist es auch nicht das Ziel , mittels dieser Datenbank eine Inzidenz- und Prävalenzerhebung durchzuführen. Die Prävalenz ist in Österreich für das Bundesland Salzburg erhoben worden und beträgt 4,3 pro 1000 Einwohner (Ladurner und Pritz 1987).

SDB Schlaganfall Datenbank

NÖ Landeskrankenhaus Klosterneuburg /Formular D/

DIAGNOSE

D 1 |__| Initialen des Arztes

D 2 |__|__| AZ

D 3 |__| Woche des Insults

D 4 |__|__|__| Datum

D 5 Diagnose beruht auf:
|__|
1 . ausschließlich Klinik
2 CT
3 . Angiographie und CT
4 . nur Angiographie
5 .. Gefaßsonographie und CT
6 Echokardiographie und CT
7 . Obduktion

D 6 Ätiologie:
|__|
1 .. Infarkt, keine Ursache gefunden
2 Infarkt durch atherosklerotische Veranderungen der großen Gefaße bzw Hauptaste
3 Infarkt durch kardiogene Embolie
4 . Lakunärer Infarkt
5 Multiple Atiologie wahrscheinlich
6 . Primare Hirnblutung
7 Andere Schlaganfallurschachen
welche· ______________

D 7 Status:
|__|
1 lebend
2 verstorben

wenn verstorben, auch D 8 und D 9 ausfüllen

D 8 |__|__|__| Sterbedatum

D 9 Ursache:
|__|
1 Hirnodem
2 Reinsult
3 Herzinfarkt
4 andere kardiale Ursachen
5 Lungenembolie
6 Interkurrente andere Erkrankungen
7 Konsumierende ander Erkrankungen
8 andere
welche ______________

Abb. 3: Ätiologie der Insulte in der Klosterneuburger SDB (Definitionen siehe Anhang I)

Klinische Auswertungen

Nach Beendigung der Datenakquisition können Studien angeschlossen werden, für die der Begriff "Phase II Studien" geprägt wurde (Burdette und

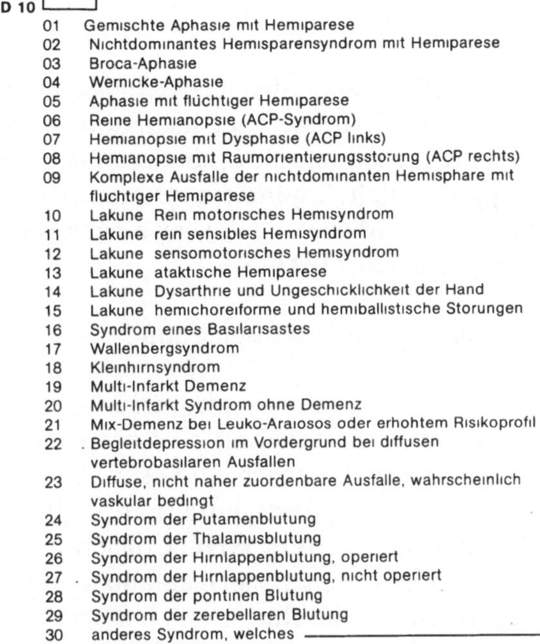

Welches Syndrom beschreibt das Insultgeschen am ehesten?

D 10 └──┘

01 Gemischte Aphasie mit Hemiparese
02 Nichtdominantes Hemisparensyndrom mit Hemiparese
03 Broca-Aphasie
04 Wernicke-Aphasie
05 Aphasie mit flüchtiger Hemiparese
06 Reine Hemianopsie (ACP-Syndrom)
07 Hemianopsie mit Dysphasie (ACP links)
08 Hemianopsie mit Raumorientierungsstorung (ACP rechts)
09 Komplexe Ausfalle der nichtdominanten Hemisphare mit fluchtiger Hemiparese
10 Lakune Rein motorisches Hemisyndrom
11 Lakune rein sensibles Hemisyndrom
12 Lakune sensomotorisches Hemisyndrom
13 Lakune ataktische Hemiparese
14 Lakune Dysarthrie und Ungeschicklichkeit der Hand
15 Lakune hemichoreiforme und hemiballistische Storungen
16 Syndrom eines Basilarisastes
17 Wallenbergsyndrom
18 Kleinhirnsyndrom
19 Multi-Infarkt Demenz
20 Multi-Infarkt Syndrom ohne Demenz
21 Mix-Demenz bei Leuko-Araiosos oder erhohtem Risikoprofil
22 Begleitdepression im Vordergrund bei diffusen vertebrobasilaren Ausfallen
23 Diffuse, nicht naher zuordenbare Ausfalle, wahrscheinlich vaskular bedingt
24 Syndrom der Putamenblutung
25 Syndrom der Thalamusblutung
26 Syndrom der Hirnlappenblutung, operiert
27 Syndrom der Hirnlappenblutung, nicht operiert
28 Syndrom der pontinen Blutung
29 Syndrom der zerebellaren Blutung
30 anderes Syndrom, welches ____________________

Abb. 4: Auflistung von 30 klinischen Syndromen des zerebralen Insults (Klosterneuburger SDB)

Gehan 1970). Es kann versucht werden, Subpopulationen zu definieren, die entweder einen besonderen natürlichen Verlauf aufweisen oder auf eine bestimmte Behandlung gut angesprochen haben. Aus diesen Analysen ergeben sich Ansätze und Fragestellungen für weitere klinische Untersuchungen, insbesondere geschätzte Populationsgrössen, Signifikanzniveau und Zeitdauer einer medikamentösen Studie. In erster Linie sind Datenbanken jedoch Instrumente für Verlaufsuntersuchungen und ermöglichen vorwiegend deskriptive Aussagen. Die zugrundeliegende Absicht ist jedoch immer auch, analytische statistische Aussagen zu treffen, Ursache-Wirkungsrelationen aufzuzeigen, um die Möglichkeit einer Vorhersage zu erhalten und nicht lediglich eine reine Beschreibung von Verknüpfungen. Die Fülle der akkumulierten Daten erlaubt eine vielfache Auswertung. Wegen der Multiplizität der möglichen Fragestellungen sollen zunächst jene mit sehr hohem Signifikanzniveau durchgeführt werden, um die Gefahr falsch positiver Resultate zu reduzieren. Schliesslich sollen nicht nurP-Werte,sondern auch echte beobachtbare Zusammenhänge zu einem vertretbaren Ergebnis führen; fehlende Daten können gerade bei statistischen Programmpaketen zu falsch positiven Resultaten führen (Dambrosia und Ellenberg 1980).

Einschränkungen

Bestimmung der Behandlungseffizienz

Aus einer Verlaufsstudie, wie sie die SDB darstellt, sind Rückschlüsse über eine therapeutische Effizienz einer Behandlungsmethode nicht ohne Vorbehalt möglich. Da es sich um eine nicht-randomisierte, sondern um eine konsekutiv erfasste Patientengruppe handelt, könnte ein systematischer Fehler dadurch entstehen, dass man unwillkürlich Patienten mit einer besseren Prognose einer Behandlungsgruppe zuteilt (Byar 1980).

Systematische Fehler und Mechanismen der Patientenselektion

Kurtzke (1986) hat dazu bemerkt: Grosse Unterschiede mit grossen Zahlen sind in der Regel bedeutungsvoll, ausser es besteht auch ein grosser systematischer Fehler. Verlaufsstudien, die sich ausschliesslich auf hospitalisierte Patienten beziehen, tendieren dazu, einen ungünstigeren "natürlichen" Verlauf zu zeichnen, als der Realität entspricht. In der WHO Collaborative Study zeigte sich, dass in Europa ca. zwei Drittel aller Schlaganfallpatienten hospitalisiert werden, wobei zwischen den Geschlechtern kein Unterschied besteht. Für Japan hingegen konnte gezeigt werden, dass der Hospitalisierungsgrad 50% nicht übersteigt und vor allem ältere Menschen sowie Frauen nach Insult häufiger zuhause bleiben. Solche demographischen und kulturellen Besonderheiten stellen eine wesentliche Einschränkung aller Verlaufsstudien dar, welche sich nicht auf eine geographische Gesamtpopulation beziehen. Eine Tür-zu-Tür Erhebung wäre sicherlich methodisch wünschenswert, liegt jedoch bisher im deutschsprachigen Raum nicht vor. Eine weitere Einschränkung bezüglich des natürlichen Verlaufs ergibt sich aus dem unizentrischen Charakter der Klosterneuburger SDB, welche keine Möglichkeit der Ausschaltung institutioneller Besonderheiten gibt.

Risikofaktoren

Die Risikofaktoren des zerebralen Insults sind Gegenstand mehrerer klassischer Erhebungen und auch rezenter Untersuchungen sowie Übersichten und sollen deshalb an dieser Stelle nicht neuerlich referiert werden (Whisnant et al.1971, Matsumoto et al.1973, Schoenberg et al.1980, Dyken 1983, Wolf et al.1983, Davis et al.1987, Alter et al. 1987, Welin et al. 1987). Allerdings liegen aus dem deutschsprachigen Raum, insbesondere aus Österreich, bisher keine kontrollierten Untersuchungen zu diesem Thema vor. Dorndorf (1979,1983) hat den Spontanverlauf der zerebralen Infarkte untersucht und ein ähnliches Risikoprofil wie in den prospektiven Untersuchungen aus dem angloamerikanischen Raum erhoben. Er schätzte die Reinfarktquote nach etwa vier bis fünf Jahren zwischen 25% und 50% und stellte ein besonderes Risiko für Patienten mit schwerer Hochdruckkrankheit sowie Herzkrankheiten fest.

Material und Methode

Für die Pilot-Phase des SDB Projekts erwies es sich deshalb als sinnvoll, zunächst eine fallkontrollierte Erhebung über die Häufigkeit und Ausprägung bestimmter Risikofaktoren durchzuführen. Es sollte bestimmt werden, welche Faktoren in welcher Ausführlichkeit in der endgültigen SDB erfasst werden sollen. Zur endgültigen Version der Erfassung vaskulärer Risikofaktoren in der SDB siehe Abb. 5. Darüberhinaus sollte ein Eindruck über die wahrscheinliche Verteilung von Risikofaktoren beim ischämischen Insult in Österreich gewonnen werden. Als Methode wurde eine retrospektive, fallkontrollierte, krankenhausbasierte Studie gewählt (Schlesselman 1982).

Die Institution

Die Neurologische Abteilung des LKH Klosterneuburg ist eine 80 Betteneinheit in der Nähe Wiens. Die Abteilung stellt die einzige Fachabteilung im Bezirk dar und hat für mehrere Allgemeinkrankenhäuser südlich der Donau die hauptsächliche neurologische Zuständigkeit mit Ausnahme dringlicher neurochirurgischer Fälle, welche direkt in Wien versorgt

SDB Schlaganfall-Datenbank NÖ Landeskrankenhaus Klosterneuburg /Formular A/

Risikofaktoren:
Hypertonie

A 26 1 .. ja
2 .. nein
3 ... grenzwertig
0 . unbekannt

wenn A 26 ja, dann A 27 und A 28 ausfüllen

A 27 Dauer der Hypertonie
1 ... soeben entdeckt
2 ... < 1 a
3 ... 1–5 a
4 ... 5–10 a
5 ... 10–20 a
6 .. > 20 a
0 ... unbekannt

A 28 Wird die Hypertonie medikamentos behandelt?
1 ... ja
2 .. nein
0 . unbekannt

Herzkrankheit in der Vorgeschichte

A 29 1 . ja
2 ... nein
0 .. unbekannt

wenn A 29 ja, dann A 30, A 31 und A 32 ausfüllen

A 30 Herzinfarkt
1 . . ja
2 nein
0 .. fraglich

A 31 1 ... < 6 Monate
2 .. > 6 Monate
3 ... unbekannt, nur EKG
0 . . unbekannt

A 32 1. Vorhofflimmern
2. Andere Arrhythmien
3 Koronare Herzkrankheit
4. Linksherzversagen
5. Chron. obstruktive Lungenerkrankung
6. Sinusbradykardie
7. Systemische Embolie
8. andere
welche: ______________
0. unbekannt

Diabetes mellitus

A 33 1 .. ja
2 ... nein
0 ... unbekannt

wenn A 33 ja, dann A 34, A 35 und A 36 ausfüllen

A 34 1 ... neu entdeckt
2 ... < 1a
3 ... 1–5a
4 . . 5–10a
5 ... 10–20a
6 ... > 20a
0 . unbekannt

A 35 Diabetesbehandlung
1 ... nur Diät
2 . orale Antidiabetica
3 ... Insulin
4 ... keine
0 . unbekannt

Vorinsult

A 36 1 . ja
2 ... nein
0 ... unbekannt

wenn A 36 ja, dann A 37, A 38 und A 39 ausfüllen

A 37 Mehr als einen?
1 .. ja
2 . . nein
0 ... unbekannt

A 38 Wann? (bei mehrfachen Vorinsulten letzten anführen)
1 . < 1 Monat
2 ... 1–6 Monate
3 6 Monate – 1 Jahr
4 .1–3 Jahre
5 ... > 3 Jahre
0 . unbekannt

A 39 Wo? (bei mehrfachen Vorinsulten letzten anfuhren)
1 Rechte Carotis
2 . Linke Carotis
3 . Vertebrobasilar
4 . Multiple Regionen
0 . unbekannt

TIA

A 40 1 ... ja
2 ... nein
0 ... unbekannt

wenn A 40 ja, dann A 41, A 42, A 43 und A 44 ausfüllen

A 41 Wann?
1 .. 1–7 d
2 ... 8–30 d
3 .. 1–6 Monate
4 . > 6 Monate
0 ... unbekannt

Abb.5: Erfassung vaskulärer Risikofaktoren in der SDB

A 42 Anzahlt der TIA's
1 .. 1
2 .. 2–5
3 . 5–50
4 .. > 50
0. . unbekannt

A 43 Wo?
1 .. Rechte Carotis
2 . . Linke Carotis
3 . Vertebrobasilär
4 .. multiple Regionen
0 ... unbekannt

A 44 Typ
1 Amaurosis fugax
2 Brachiocephales Syndrom
3 Motorisches Hemisyndrom
4 . Rein sensibles Hemisyndrom
5 .. Sprachstörung
6 ... Hirnstamm
7 . andere
welche· ____________
0 . unbekannt

Alkohol

A 45 1 . Patientenangabe
2 .. Angehorigenangabe
3 ... Beides
0 . unbekannt

A 46 Alkoholkonsum
1 . ja
2 . . nein (oder sehr selten)
0 . unbekannt
wenn A 46 ja, dann A 47, A 48 und A 49 ausfüllen

A 47 Regelmaßiger Alkoholkonsum (mindestens 5 Tage/Woche)
1 .. < ½ l Wein oder < 2 Flaschen Bier/Tag
2 ... ∅ ½ l Wein oder 2 Flaschen Bier/Tag
3 bis 1 l Wein oder 4 Flaschen Bier/Tag
4 . > 1 l Wein oder 4 Flaschen Bier/tag
0 unbekannt

A 48 Regelmaßiger Alkoholkonsum seit
1 . < 5 Jahre
2 . . 5–10 Jahre
3 > 10 Jahre
0 unbekannt

A 49 Intoxikation vor dem Insult (Berauschung)
1 bis 2 Tage vor dem Insult
2 bis 14 Tage vor dem Insult
3 nein
0 unbekannt

Nikotin

A 50 1 .. ja
2 ... nein
0 ... unbekannt

wenn A 50 ja, dann A 51 und A 52 ausfüllen

A 51 Zigarretenzahl/Tag
1 ... < 10
2 ... 10–20
3 .. > 20
0 ... unbekannt

A 52 Raucherjahre
1 ... < 5
2 ... 5–10
3 . > 10
0 .. unbekannt

Andere Risikofaktoren

A 53 Cholesterin erhöht (> **240 mg%**)
1 . ja
2 nein
0 . unbekannt

A 54 Triglyceride erhöht (> **180 mg%**)
1 ... ja
2 ... nein
0 . unbekannt

A 55 Pheriphere arterielle Verschluß-krankheit
1 . ja
2 ... nein
0 unbekannt

A 56 Vaskuläre Erkrankung in der Familie
1 ja
2 . nein
0 unbekannt

wenn A 56 ja, dann A 57 ausfüllen

A 57 1 Herz
2 Hirn
3 Mehr als ein Organ
4 . periphere Gefaße
0 unbekannt

A 58 Kontrazeptiva
1 ja
2 nein
0 unbekannt

wenn A 58 ja, dann A 59 ausfüllen

A 59 Dauer
1 ... < 1 Monat
2 1 Monat bis 1 Jahr
3 1–5 Jahre
4 .. > 5 Jahre
0 .. unbekannt

A 60 Besteht eine andere behindernde Zweiterkrankung
1 . ja
2 nein
0 . unbekannt

werden. An der Abteilung werden zirka 300 Patienten nach Schlaganfall pro Jahr behandelt. Ungefähr ein Drittel der Insultpatienten werden innerhalb der ersten Woche nach dem Insult aufgenommen. Die meisten Fälle werden von den Allgemeinkrankenhäusern Klosterneuburg und Tulln, welche nicht über eigene neurologische Stationen verfügen, zugewiesen. In diesen Krankenhäusern sind jeweils Neurologen, die mit der Abteilung in Verbindung stehen, auf konsiliarärztlicher Basis tätig (einer davon der Autor). Eine kleinere Zahl von Fällen wird von anderen Krankenhäusern inklusive aus Wien zugewiesen. Aufgrund der geographischen Situation in Grossstadtnähe wurde nicht versucht, eine populationsbasierte Erhebung durchzuführen. Die Abteilung ist mit einer Computertomographieanlage ausgestattet, die von den Neurologen selbst betrieben wird. Zusätzlich werden angiographische und neurosonologische Untersuchungen an der Abteilung durchgeführt. Das bedeutet, dass alle Schlaganfallpatienten so früh wie möglich mittels CT und anderer Untersuchungen erfasst werden.

Die Kontrollgruppe

Die Kontrollfälle sollten absolut identisch mit den Indexfällen nach Alter und Geschlecht sein. Die Kontrollfälle waren allesamt Patienten der Abteilung für Innere Medizin des Krankenhauses Klosterneuburg. Hiefür wurden alle konsekutiven Fälle erfasst, die einer Befragung nach ihren Risikofaktoren zustimmten. Alle Kontrollen sollten ohne Vorgeschichte eines Schlaganfalls sein und keine klinischen Hinweise auf eine manifeste Erkrankung des Zentralnervensystems zeigen. Demographisch handelte es sich bei der Auswahl der Kontrollgruppe um Patienten aus dem Einzugsbereich von Klosterneuburg, jene Region, die auch den vorwiegenden Einzugsbereich der Indexfälle darstellt.

Eintrittskriterien

Es wurden konsekutiv alle Patienten in die Pilot-Studie aufgenommen, die in der Zeit von März bis Dezember 1986 mit einer Vorgeschichte und mit klinischen Zeichen eines kompletten ischämischen Insults in einer Grosshirnhemisphäre aufgenommen wurden. Bei allen Patienten war eine Bestätigung der Diagnose durch CT und/oder Angiographie erforderlich. Patienten mit TIA oder primärer intrazerebraler Blutung wurden ausgeschlossen. Lediglich Patienten, die vor dem Insult selbständig waren und innerhalb von 28 Tagen nach dem Insultereignis aufgenommen worden waren, wurden weiters berücksichtigt. Bei den Schlaganfallüberlebenden wurde eine Nachuntersuchung zwischen der achten und zwölften Woche nach dem Insult durchgeführt. Keine weiteren Follow-ups waren geplant. Die statistische Auswertung erfolgte mittels Kreuztabellenanalyse unter Verwendung des Statistical Package for Social Sciences (SPSSX 1986).

Ergebnisse

236 Patienten mit ischämischem Hemisphäreninfarkt wurden mit 236 Kontrollfällen verglichen. Das Durchschnittsalter der 125 männlichen Patienten war 62,7 Jahre (von 32 bis 91 Jahre), das der 111 weiblichen Patienten 69,6 Jahre (von 35 bis 87 Jahre). Aufgrund der gewählten Index/Kontrollfallmethode war das Alter der Kontrollfälle absolut identisch. Die Altersverteilung gibt Abbildung 6 wieder. Es zeigte sich auch eine vergleichbare soziale Lebenssituation zwischen den Gruppen, welche in Abbildung 7 wiedergegeben ist.

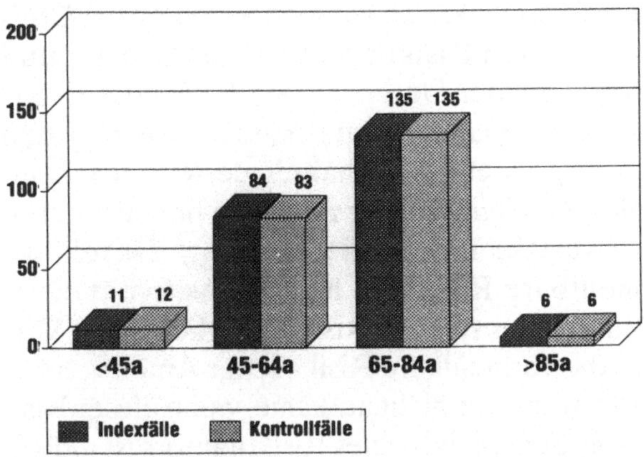

Abb.6: Altersverteilung von 236 Schlaganfallpatienten und 236 Kontrollfällen nach der alters- und geschlechtsgleichen Index-/Kontrollfallmethode (Angaben in Absolutzahlen)

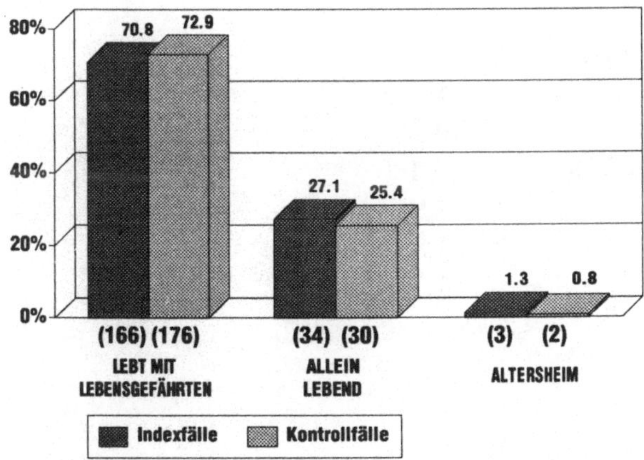

Abb.7: Vergleichbare soziale Lebenssituation der 236 Index- und 236 Kontrollfälle (Prozentangaben in Säulenform, Absolutzahlen in Klammer)

Mindestens eine kraniale CT wurde in 96% aller Indexfälle durchgeführt. Eine angiographische Untersuchung mindestens eines zerebralen Gefässgebiets wurde in 30,5% aller Fälle gemacht; neurosonologische Untersuchungen (c-w Doppler) lagen in 50,4% aller Fälle vor.
Der Anteil linkshirniger Insulte überwog mit 58% (n=135) die rechtshirnig lokalisierten (41%, n=95). In sechs Fällen wurde der Insult als beidseitig klassifiziert.
Das geschätzte relative Risiko eines ischämischen Hemisphäreninsults ist in Tabelle 1 wiedergegeben. Das relative Risiko wurde nach Cornfield und Haenszel (1960) und Mausner und Kramer (1985) errechnet, wobei das relative Risiko das Verhältnis des Anteils jener bildet, die dem Risikofaktor exponiert sind, gegenüber jenen, die diesem Faktor nicht exponiert sind. In einer retrospektiven, fallkontrollierten Studie kann man dieses Verhältnis als eine Approximation des relativen Risikos auffassen (Mausner und Kramer 1985). Dies ist in der vorliegenden Untersuchung der Fall, da die Erfassung der Risikofaktoren auf der Annahme beruht, dass diese auch schon vor dem Insult wirksam waren. Je grösser das Verhältnis, desto wahrscheinlicher ist ein direkter kausaler Zusammenhang zwischen dem erfassten Faktor und der Erkrankung (Kurtzke 1986). Allerdings sagt das relative Risiko nichts über das vermeidbare Risiko - d.h. die Sensitivität eines Risikofaktors - aus. Denn während das relative Risiko lediglich einen Vergleichsquotienten darstellt, ist das vermeidbare Risiko jener Anteil von Erkrankung innerhalb einer Population, der nicht aufkäme, wenn dieser Risikofaktor ausgeschaltet wäre. Die Sensitivität eines Risikofaktors ist jedoch nur in populationsbasierten Kohortenstudien erfassbar (Kurtzke 1986).

Tabelle 1: Approximatives relatives Risiko eines ischämischen Insults:

Chron.Vorhofflimmern	15,9
Unbehandelte Hypertonie	4,5
Hypertonie (alle)	4,2
Periph.art.Verschlusskrh.	3,1
Herzerkrankungen (alle)	1,9
Diabetes mellitus	1,8
Nikotin	1,7

Arterielle Hypertonie

Arterielle Hypertonie zeigte sich als ein dominierender Risikofaktor für den ischämischen Hemisphäreninsult. Der Unterschied zwischen Indexfällen und Kontrollfällen zeigte sich signifikant für alle Altersgruppen und Geschlechter, mit Ausnahme männlicher Patienten über 64 Jahre, wobei auch hier eine deutliche, jedoch nicht signifikante Tendenz zur Hypertonie bei den Insultfällen bestand (Alle: Chi Quadrat= 53,17; DF=1, p=0.0000; Männer zwischen 45 und 64 Jahren: Chi-Quadrat= 22,88; DF=2, p=0.0000; Männer über 64 Jahre: Chi-Quadrat= 5,19; DF=2, p=0.07; Frauen zwischen 45 und 64 Jahre: Chi-Quadrat= 15,10; DF=2, p=0.0005; Frauen über 64 Jahre: Chi-Quadrat= 13,74; DF=1, p=0.0002). Die Verteilungen sind in den Abbildungen 8 und 9 graphisch wiedergegeben. Bezüglich der Dauer der arteriellen Hypertonieerkrankung bestand kein signifikanter Unterschied, jedoch zeigte sich ein deutlicher Unterschied zwischen unbehandelter und behandelter Hypertonie (Abb.10). In der Schlaganfallgruppe waren insgesamt 35,5% unbehandelte oder neu entdeckte Hypertoniker, in der Kontrollgruppe hingegen lediglich 7,8% (Chi-Quadrat = 22,82, DF=1, p=0.0000). Eine Auftrennung nach Alter und Geschlecht zeigt, dass die unbehandelte oder neu entdeckte Hypertonie bei allen Insultfällen signifikant häufiger ist (Männer zwischen 45 und 64: Chi-Quadrat= 4,59; DF=2, p=0.01; Männer über 64: Chi-Quadrat: 7,36; DF=2, p=0.025; Frauen zwischen 45 und 64: Chi-Quadrat= 5,71; DF=1, p=0.016; Frauen über 64: Chi-Quadrat= 9,04; DF=2, p=0.010). Die prozentualen Anteile der unbehandelten Hypertonie sind in Abbildung 11 graphisch dargestellt. Weitere Aufschlüsselungen mittels Kreuztabellenanalyse ergaben keinen signifikanten Zusammenhang zwischen unbehandelter arterieller Hypertonie und Alkoholkonsum, Nikotinkonsum, neu entdecktem Diabetes mellitus oder der sozialen Situation (alleinstehend vs. in Lebensgemeinschaft lebend, verheiratet vs. nicht verheiratet, berufstätig vs. pensioniert) sowohl innerhalb der Gruppen als auch im Vergleich zwischen Index- und Kontrollgruppe.

In sämtlichen grösseren Studien über das Risikoprofil des Insults zeigt sich die arterielle Hypertonie als hervorstechendster Risikofaktor, sowohl was die Erhöhung des systolischen, des diastolischen und auch des mittleren arteriellen Blutdrucks anlangt (Wolf et al.1983, 1986, Hachinski und Norris 1985, Davis et al. 1987, Evans 1987). Es ist auch ein Zusammenhang zwischen der Verbesserung der Hypertoniekontrolle und der Abnahme der Insultinzidenz postuliert worden. In populationsbasierten Studien wird in den USA der Rückgang der Insultrate mit der verbesserten Hypertoniekontrolle und -behandlung in Zusammenhang gebracht (Hypertension Detection and Follow-Up Program Cooperative Group 1982, Garraway and Whisnant 1987, Malmgren et al.1987, Klag et al.1989). Allerdings zeigte sich, dass ein solcher Zusammenhang lediglich für Erstinsulte als möglich angenommen werden kann, denn in der bisher einzigen populationsbasierten Studie über das Risiko eines Rezidivinsults konnte ein Zusammenhang zwischen erfolgter Hypertoniebehandlung und Reinsulthäufigkeit nicht gefunden werden (Meissner et al. 1988).

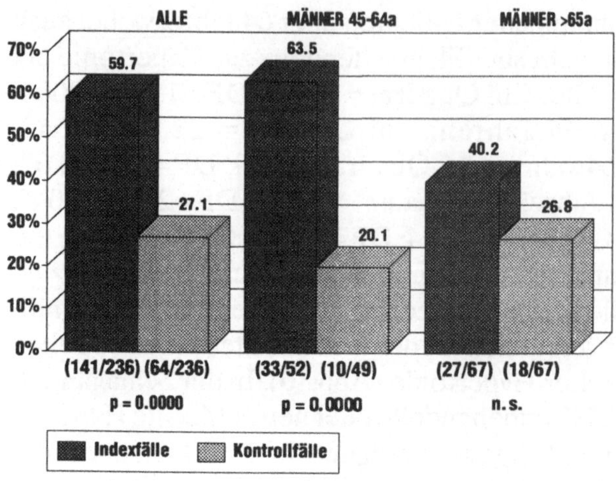

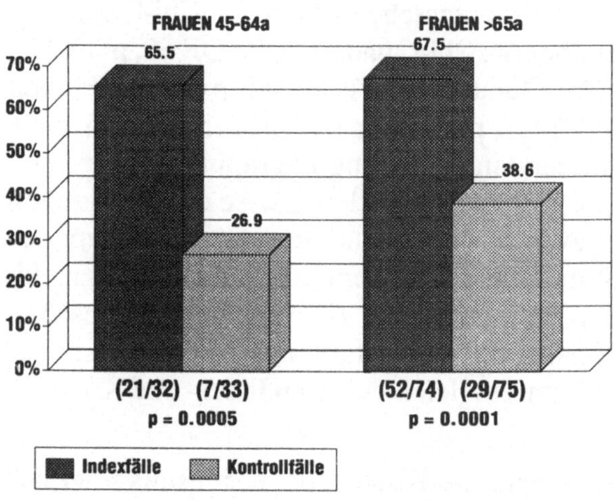

Abb. 8 und 9: Arterielle Hypertonie: Verteilung zwischen Index- und Kontrollfällen im gesamten sowie nach Altersgruppen und Geschlecht (Prozentangaben in Säulenform, Absolutzahlen in Klammer)

Das hohe Ausmass der unbehandelten Hypertonie in der vorliegenden Insultgruppe spiegelt die Ergebnisse einer von der Wiener Ärztekammer durchgeführten Blutdruckfrüherkennungsaktion. Es wurde an 55.000 (nicht-randomisierten) Gesunden der Blutdruck gemessen und es zeigte sich in 22% ein erhöhter Wert (über 139/89 mmHg), wobei 9,5% über einen erhöhten Blutdruck nicht informiert waren (Mitteilungen der Wiener Ärztekammer 1987). Gerade hier zeigt sich die Notwendigkeit breit angelegter populationsbasierter Studien, um Zielgruppen für primärpräventive sozialmedizinische Massnahmen zu identifizieren.

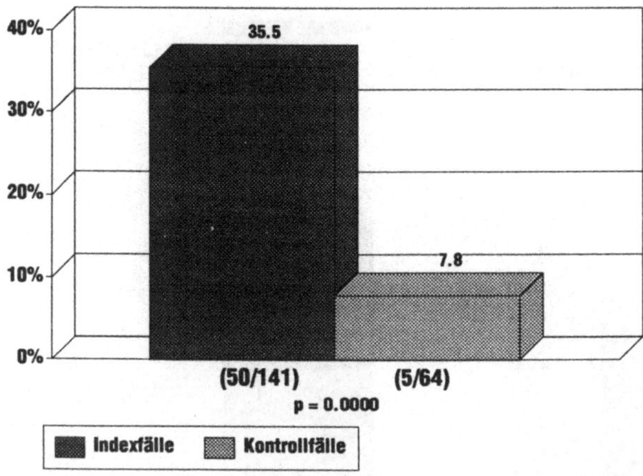

Abb.10: Anteil der Hypertoniker mit anlässlich der Hospitalisierung neuentdeckter oder unbehandelter Hypertonie (Prozentangaben in Säulenform, Absolutzahlen in Klammer)

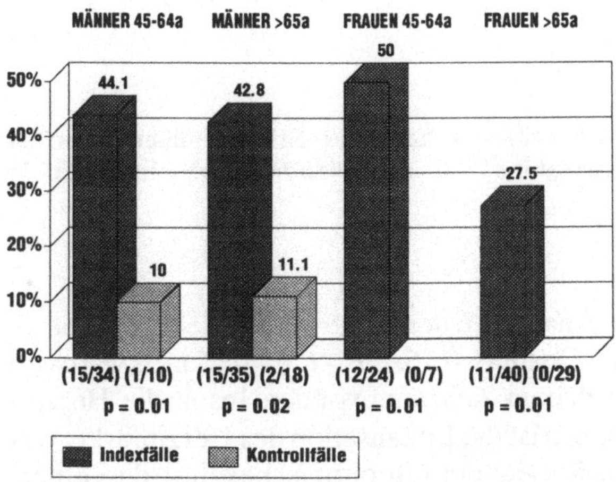

Abb.11: Anteil der Hypertoniker mit anlässlich der Hospitalisierung neu entdeckter oder unbehandelter Hypertonie nach Altersgruppen und Geschlecht getrennt (Prozentangaben in Säulenform, Absolutzahlen in Klammer)

Herzerkrankungen

Aufgrund der Zusammensetzung der Kontrollfälle aus hospitalisierten Patienten einer allgemeinen internistischen Abteilung war auch in der Kontrollgruppe eine hohe kardiovaskuläre Komorbidität zu erwarten. Dementsprechend zeigte sich ein verhältnismässig niedriges relatives Risiko bei Herzerkrankungen (Abb.12). Insbesondere waren vorangegangene Herzinfarkte in beiden Gruppen gleich häufig; es bestand sogar ein Trend zu häu-

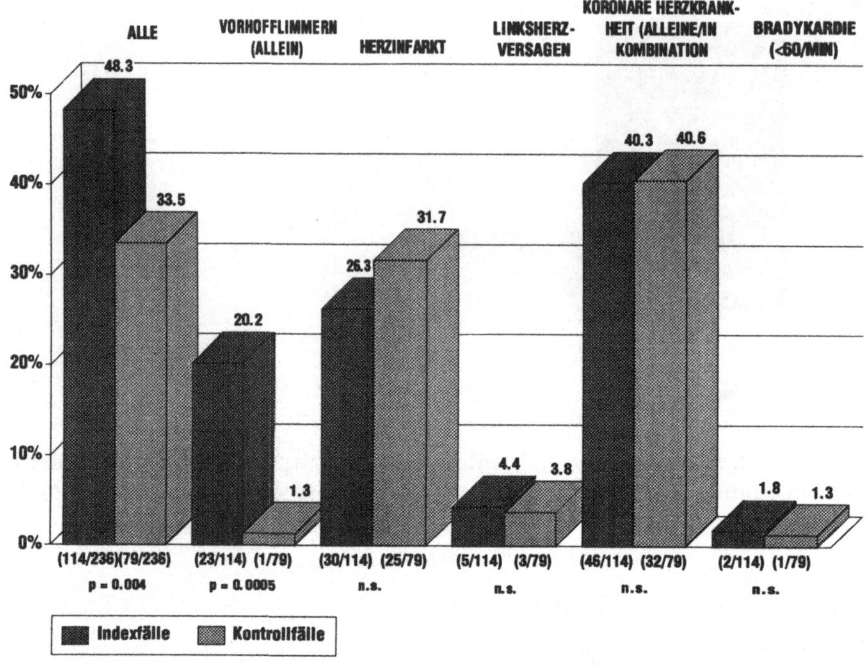

Abb.12: Verteilung anamnestisch erfasster kardialer Erkrankungen zwischen Index- und Kontrollfällen (Prozentangaben in Säulenform, Absolutzahlen in Klammer)

figeren Herzinfarkten in der Anamnese der Kontrollfälle, jedoch ohne signifikanten Unterschied (Chi-Quadrat: 0,16; DF=1, p=0.68). Es wäre von Bedeutung zu erheben, in welchem Zeitraum vor dem Insult die Herzinfarkte aufgetreten waren. Ebenso ist die Lokalisation des Herzinfarkts von Bedeutung für das relative Risiko. Aus der Literatur ist bekannt, dass einerseits das Risiko eines Insults am häufigsten ein bis zwei Monate nach einem Herzinfarkt besteht (Dexter et al. 1987), und dass andererseits Patienten mit apikalen und anterolateralen Herzinfarkten besonders insultgefährdet sind (Komrad et al. 1984), vor allem dann, wenn sie transmural und nicht subendokardiell sind (Dexter et al. 1987).

Die koronare Herzerkrankung ist ebenfalls ein häufiger Risikofaktor und die Haupttodesursache von Schlaganfallüberlebenden (Wolf et al. 1986). Auch Veränderungen im Ruhe-EKG bei klinisch Gesunden haben eine prädiktive Bedeutung für thromboembolische und hämorrhagische Insulte (Knutsen et al. 1988). Die Tatsache, dass die meisten kardialen Risikofaktoren wie beispielsweise eine vorangegangene Herzdekompensation in gleicher Verteilung in beiden Gruppen vorliegen, ist am ehesten durch die Zusammensetzung der Kontrollgruppe erklärbar.

In dieser ersten orientierenden Untersuchung an unserem Krankengut wurden vorwiegend anamnestische Daten verwertet. Zusätzlich wurden die bei allen Patienten routinemässig erhobenen internistischen Befunde (einschliesslich Ruhe-EKG, Routinelabor inklusive Herzmuskelenzyme und Thoraxröntgen) berücksichtigt. Eine der wichtigsten Schlüsse aus dieser Erhebung war, bei weiteren Studien in Fällen von vermuteter kardiogener Embolie routinemässig echokardiographische Untersuchungen durchzuführen (s.a. Kolleger et al. 1988, Kelley et al.1988, Lechat et al.1988).
Von besonderer Wertigkeit in der ätiologischen Abklärung zerebraler Insulte hat sich die transösophageale 2D-Echokardiographie (TEE) erwiesen (Shuaib 1988).
Wir haben bisher in einer Serie von 43 konsekutiven Fällen von vermutetem kardiogen embolischen Insult mittels TEE eine kardiale Emboliequelle in 21 Fällen nachweisen können, welche mittels transthorakaler 2D-Echokardiographie (TTE) lediglich in fünf Fällen nachweisbar war (C.Stöllberger, M.Brainin, J.Slany, unveröffentlichte Ergebnisse). Es zeigte sich in zehn Fällen ein Thrombus im linken Vorhof, in drei Fällen ein Vorhof- oder Ventrikelseptumdefekt, in zwei Fällen ein ventiloffenes Foramen ovale (beide Patienten hatten eine phlebographisch nachgewiesene tiefe Beinvenenthrombose), in vier Fällen endokarditische Klappenauflagerungen, sowie in je einem weiteren Fall ein Septum"thrombus" und ein Myxom des Vorhofs. Insgesamt erwiesen sich fünf der 43 Fälle als gekreuzte Embolien. Diese Ergebnisse bestätigen die grössere Treffsicherheit der TEE (welche durch den Ösophagus eingeführt eine anatomisch günstigere Durschallungsmöglichkeit des linken Vorhofs ermöglicht) im Vergleich zur TTE, wie sie bereits von anderen Autoren berichtet wurde (Aschenburg et al.1986).

Chronisches Vorhofflimmern

Chronisches Vorhofflimmern (VHF) besteht in 2 - 4% einer Population von über 60-jährigen (Petersen and Godtfredsen 1984). Chronisches, nichtrheumatisches VHF stellt einen anerkannten und gewichtigen Risikofaktor eines embolischen Insults dar (Berlit et al. 1986). VHF ist ein von anderen Herzerkrankungen, insbesondere chronischem Herzversagen unabhängiges Risiko (Wolf et al. 1986). Einer von drei Menschen mit VHF soll im Laufe seines Lebens einen Insult erleiden (Halperin and Hart 1988). In einer unausgelesenen Autopsieserie von Insultpatienten mit VHF wurde in 20% aller Fälle ein intrakardialer Thrombus gefunden (Viitanen 1987).
In den letzten Jahren besteht ein steigendes Interesse an thrombolytischen (Zeumer 1985, Sloan 1987, Del Zoppo 1988, Hacke 1989) und gerinnungshemmenden therapeutischen Möglichkeiten beim Insult (Korbmacher and Ringelstein 1987, Yatsu et al.1988a,b, Jonas 1988, Caplan 1988). Was das VHF betrifft, so stellt sich einerseits die Frage, ob zerebral Gesunde mittels

Antikoagulantien dauerbehandelt werden sollen, in welcher Dosierung und für wie lange dies geschehen soll. Andererseits ist auch die Frage noch nicht endgültig geklärt, welche Patienten mit VHF nach einem Insult rezidivprophylaktisch dauerbehandelt werden sollen. Diese Fragen sind insofern aktuell, als die Komplikationen einer gerinnungshemmenden Behandlung ein abschätzbares und verhältnismässig geringes Risiko darstellen (Petty et al. 1988). In der Copenhagen AFASAK Study (Petersen et al. 1989) wurden über 1000 Patienten mit nicht-rheumatischem VHF mittels Aspirin (75mg/die) und Placebo behandelt und mit einer cumarinbehandelten Gruppe verglichen. Nach zwei Jahren zeigte sich ein signifikanter Vorteil des Cumarin in der Verhütung thromboembolischer Ereignisse. Nebenwirkungen traten bei Cumarin in 7%, bei Aspirin und Placebo in je 2% aller Fälle auf. Serienuntersuchungen von klinisch zerebral Gesunden mittels CT haben gezeigt, dass klinisch stumme Infarkte bei VHF keinesfalls selten sind (Petersen et al. 1987, Kempster et al. 1988). In der NINCDS Stroke Data Bank zeigte sich, dass vorangegangene klinisch stumme oder unbemerkt abgelaufene Infarkte bei den Insultpatienten mit VHF wahrscheinlich häufiger vorkommen (Chodosh et al. 1988). Obwohl bisher zur Rezidivprophylaxe des Insults keine kontrollierten Studien (R.Sacco, pers.Mitteilung) und auch keine genaueren Indikationsstellungen vorliegen (Marshall 1987), zeigen mehrere retrospektive Verlaufsstudien ein vielversprechendes Ergebnis zugunsten der Cumarinbehandlung (Roy et al. 1986, Yamanouchi et al. 1988). Die Ergebnisse der derzeit laufenden WARSS Study (Warfarin Aspirin Recurrent Stroke Study) werden frühestens Ende 1990 vorliegen (J.P.Mohr, pers.Mitteilung). Frühere Studien, welche grossteils in den 60er Jahren durchgeführt worden sind, sind wegen der diagnostischen Ungenauigkeit infolge fehlender CT-Untersuchungsmöglichkeit und der zumeist hohen therapeutisch erachteten PTT- Werte als Vergleichsgrundlage nicht ideal (Petty et al.1988).
Die therapeutische Entscheidung zur gerinnungshemmenden Dauerbehandlung beruht auf der Erfassung des Risikos eines Erstinsults und eines Rezidivinsults bei Patienten mit VHF im Verhältnis zum Risiko einer Komplikation durch die gerinnungshemmende Behandlung selbst. Die wesentlich ungeklärte Frage ist nach wie vor, ob es Subtypen von Patienten mit VHF gibt, welche mit einem höheren Insultrisiko einhergehen (Jonas 1988).

Tabelle 2: Epidemiologische Studien über das relative Risiko eines Insults bei chronischem nicht rheumatischen Vorhofflimmern (* = alle Herzerkrankungen).

Wolf et al.(1978)	5,6	Alter et al.(1987)*	8,4
Tanaka et al.(1985)	5,6	Flegel et al.(1987)	6,9
Davis et al.(1987)	0,0	Onundarson et al.(1987)	7,5

Im Lichte der potentiellen Behandlungs- und rezidivprophylaktischen Möglichkeiten ist es von Interesse, dass in der untersuchten Population das chronische VHF als weitaus überragendes relatives Risiko eines Hemisphäreninsults aufscheint (Abb.12). Im Vergleich zu epidemiologischen Studien über das relative Risiko eines zerebralen Infarkts im Zusammenhang mit VHF (Tab.2) ist das in unserer vorliegenden Serie errechnete Risiko von 15,9 ausserordentlich hoch (Chi-Quadrat = 30,99; DF = 1; p= 0,0000). Zwei mögliche Erklärungen berücksichtigen die Einflüsse der Institution und die Entstehung des VHF:

1.Institutioneller Einfluss:
Die Indexfälle wurden aus einer einzigen Institution rekrutiert, welche eine spezialisierte Behandlung inklusive Sprachtherapie durchführt. Es werden viele Patienten nach Territorialinfarkten, welche auch Sprachstörungen verursachen, überwiesen. Dies ist auch aus dem Überwiegen linkshirniger Insulte (58%) abzulesen. Es ist bekannt, dass kardiale Embolien häufig solche Infarkte hervorrufen (Berlit et al.1986). Eine statistische Beeinflussung beruht ferner darauf, dass in dieser Pilot-Studie lediglich Infarkte der Grosshirnhemisphäre berücksichtigt wurden, Infarkte des Hirnstamms sowie des Kleinhirns jedoch ausgeschlossen waren. Der institutionelle Einfluss auf die Patientenselektion wäre lediglich mit einer multizentrischen oder populationsbasierten Studie über die Häufigkeit von VHF bei Insultpatienten einzuschätzen.

2.Genese des VHF:
Eine weitere Erklärung beruht auf der Annahme einer hohen Prävalenz von rheumatisch bedingtem VHF in der niederösterreichischen Bevölkerung und somit auf einer hohen Prävalenz rheumatischer Herzerkrankungen. Denn das aus der vorliegenden Serie errechnete 15,9-fache relative Risiko eines Hemisphäreninsults, das mit VHF verbunden ist, ist demjenigen ähnlich hoch, das in der Framingham Studie für das chronische VHF auf der Grundlage rheumatischer Herzerkrankungen - nämlich 17,5 -errechnet worden ist (Wolf et al.1986). Auf einer spekulativen Basis lässt sich vermuten, dass die hohe Prävalenz von chronischem VHF bei Insultpatienten in der vorliegenden Serie zumindest zum Teil rheumatischer Genese ist. Dies wäre dadurch erklärbar, dass die Auskultationsbefunde der Herzklappen in der Auswertung nicht berücksichtigt wurden und dass in dieser Serie echokardiographische Untersuchungen nur auf ausdrückliches Anraten der untersuchenden Internisten durchgeführt wurden. Es wäre demnach zu vermuten, dass nunmehr jene Altersgeneration zunehmend insultgefährdet ist, für die in der Nachkriegszeit lediglich eine mangelhafte medizinische Versorgung zur Verfügung stand. Solange jedoch keine systematische Untersuchung zu dieser Frage vorliegt, sind die angeführten Überlegungen spekulativ

Diabetes mellitus

Diabetes mellitus ist ein zusätzlicher und von der Hypertonie sowie anderen Risikofaktoren unabhängiger Faktor, der zum Insult prädisponiert (Wolf et al. 1986, Barrett-Connor and Khaw 1988, Helgason 1988). Erwartungsgemäss war auch der Diabetes mellitus ein 1,8-faches relatives Risiko in der vorliegenden Serie (Abb.13: für Diabetes: Chi-Quadrat= 7,66, DF=1, p=0,005) und ist ähnlich hoch dem in einer prospektiven Untersuchung in Rochester festgestellten 1,7-fachen Risiko (Davis et al. 1987). Es bestand kein Zusammenhang zwischen unbehandeltem Diabetes mellitus und Geschlecht, Altersgruppe oder Alkoholkonsum. Der Anteil neu entdeckter oder bis dato unbekanntem Diabetes war in der Indexgruppe signifikant häufiger (Tab.3). Auch war keine signifikante Präferenz zur Art der antidiabetischen Behandlung (Diät allein, orale Antidiabetika, Insulin) festzustellen.

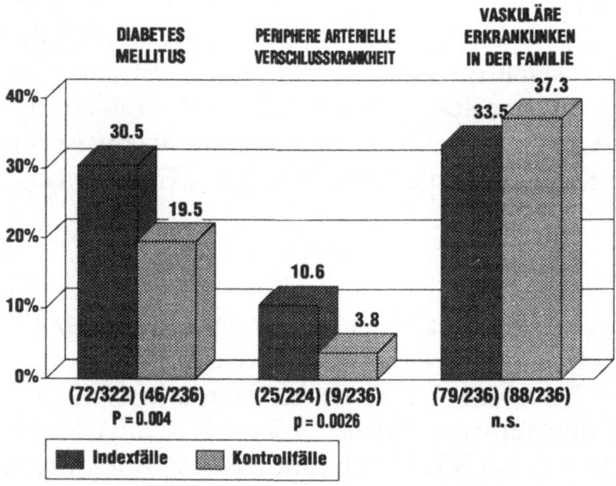

Abb.13: Verteilung anderer Risikofaktoren zwischen Index- und Kontrollgruppe (Prozentangaben in Säulenform, Absolutzahlen in Klammer)

Tabelle 3: Anteil neu entdeckter oder unbehandelter Fälle mit Diabetes mellitus von 72 diabetischen Insultfällen und 46 diabetischen Kontrollfällen. Es zeigt sich eine signifikante Häufung bei den Insultfällen. (Chi-Quadrat= 5,07, DF=1, p=0,02). Angaben in Prozent, Absolutzahlen in Klammer

	Indexfälle	Kontrollfälle
Diabetes neu	33 (24)	13 (6)
Diabetes bekannt	67 (48)	87 (40)

Periphere arterielle Verschlusskrankheit

Die periphere arterielle Verschlusskrankheit (PAV) stellt ein 3,1-faches relatives Risiko für den Insult dar (Abb.13:Chi-Quadrat=8,02, DF=1, p=0,004) und bringt die Tatsache zum Ausdruck, dass in vielen Fällen generalisierte atherothrombotische Veränderungen vorliegen (Wolf et al. 1986). Der unabhängige Einfluss der PAV auf das Risiko eines ischämischen Insults wird in anderen Untersuchungen als verhältnismässig gering eingeschätzt (Schoenberg et al. 1980).

Nikotin

Zigarettenkonsum zeigte ein relatives Risiko von 1,7, welches bei jüngeren Männern nach Schlaganfall mit 1,9 am höchsten war (Abb. 14: Alle: Chi-Quadrat=6,15 , DF=1, p=0.013; Männer zwischen 45 und 64: Chi-Quadrat= 9,27; DF=2, p=0.009). Die Bedeutung des Zigarettenrauchens als isolierter Risikofaktor für den Insult ist durch mehrere Arbeiten belegt: Das Risiko eines Insults steigt mit der Anzahl der täglich gerauchten Zigaretten (Wolf et al. 1988, Colditz et al.1988). In der Framingham Studie zeigte sich, dass das relative Risiko schwerer Raucher (über 40 Zigaretten/Tag) zweimal höher ist, als das Risiko leichter Raucher (unter 10 Zigaretten/Tag). Bei Abstinenz nimmt das Insultrisiko nach zwei Jahren signifikant ab und entspricht dem des Nichtrauchers nach fünf Jahren Abstinenz. Diese Zahlen werden durch Befunde, die eine Verbesserung der zerebralen Durchblutung nach Abstinenz zeigen, erhärtet (Rogers et al. 1985). Beson-

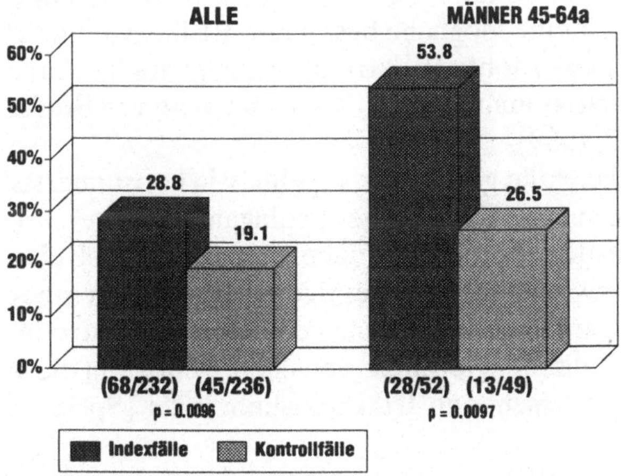

Abb.14: Verteilung der Raucher zwischen Index- und Kontrollgruppe (Prozentangaben in Säulenform, Absolutzahlen in Klammer)

ders stark steigt das Insultrisiko für Raucher, wenn gleichzeitig andere Risikofaktoren vorliegen (Khaw et al. 1984, Wolf 1986, Scrag et al. 1986). Das Insultrisiko für Raucher, welche gleichzeitig an Hypertonie leiden, ist 20-fach erhöht, hingegen für Raucher ohne Hypertonie lediglich dreifach im Vergleich zu Nichtrauchern (Bonita 1986). Eine Übersicht über publizierte Studien und mögliche pathogenetische Faktoren geben Dal-Bianco et al.(1988).

Alkohol

Exzessiver Alkoholkonsum, insbesondere bei jüngeren Menschen, ist in mehreren Studien als Risikofaktor für den Insult herausgestrichen worden (Lee 1979, Taylor 1982, Hillbom and Kaste 1983, Hillbom et al. 1983, Brainin 1986). Hillbom und Kaste (1983) zeigten, dass in Finnland Äthanolintoxikationen das Risiko eines hämorrhagischen und nichthämorrhagischen Insults erhöhen. Sie stellten eine signifikante Zunahme von Schlaganfällen an Wochenenden fest, welche innerhalb von Stunden nach Äthanolintoxikationen auftraten, und erklärten diese Beobachtung durch die lokalen Trinkgewohnheiten, welche vor allem durch Wochenendintoxikationen charakterisiert sind.

Im Gegensatz zur akuten Intoxikation ist der regelmässige, tägliche Alkoholkonsum bisher nicht ausreichend als Risikofaktor für den Insult definiert, insbesondere in Hinblick auf die Quantifizierung täglicher Konsummengen (Wolf 1986, Gorelick 1987). In einer retrospektiven Studie an 149 niederösterreichischen Schlaganfallpatienten wurde gezeigt (Brainin 1986), dass Männer, die regelmässig exzessiv trinken (über 100 Gramm Äthanol täglich), häufig eine unbehandelte Hypertonie aufweisen und häufig Raucher sind und somit eine mögliche besondere Risikogruppe für den Schlaganfall darstellen. Das erhöhte Risiko eines Schlaganfalles durch gleichzeitigen Alkohol- und Nikotinabusus wurde in einer weiteren Studie bestätigt (Gorelick et al. 1987, 1989).

Nach wie vor jedoch bleibt die Rolle geringerer, regelmässig konsumierter Äthanolmengen in Hinblick auf das Risiko eines Schlaganfalls ungeklärt. Die besondere Zielsetzung in dieser Studie war daher festzustellen, ob eine statistische Verknüpfung zwischen regelmässigem Genuss geringer Mengen Äthanols und Schlaganfall besteht. Denn gerade der tägliche oder nahezu tägliche Genuss alkoholischer Getränke, vor allem Wein, stellt die in Ostösterreich bei weitem vorherrschende Trinkgewohnheit dar (Springer 1981, Kunze 1983).

Alle 236 Index- und 236 Kontrollfälle wurden in einem semistrukturierten Interview nach ihren Alkoholgewohnheiten befragt. In einem getrennten Gespräch wurden - wo es möglich war - auch die Angaben der Angehörigen

über die Trinkgewohnheiten der Insultpatienten vermerkt. In jenen Fällen, in denen die Patienten selbst nicht auskunftsfähig waren, wurden lediglich die Angaben der Angehörigen ausgewertet. Es wurde sowohl erhoben, ob der Patient Alkohol zu sich nimmt, als auch in welcher Menge und Frequenz. Entsprechend der in den häufig konsumierten Getränken enthaltenen Äthanolmengen wurden Äquivalente errechnet: Gruppe 0: keinen, selten (bei besonderen Anlässen, zumindest aber in einer geringeren Frequenz als an fünf Tagen in der Woche). Gruppe I : unter 50g Äthanol/Tag entsprechen: bis zu einem halben Liter Wein oder bis zu zwei Flaschen Bier/Tag. Gruppe II: 50 - 100g Äthanol/Tag entsprechend einem halben bis einen Liter Wein oder zwischen 2 und 4 Flaschen Bier/Tag. Gruppe III: über 100g Äthanol/Tag entsprechend mehr als einen Liter Wein oder mehr als vier Flaschen Bier /Tag. Als täglicher Konsum wurde ein regelmässiger Konsum an mindestens fünf Tagen pro Woche gewertet. Patienten, die eine seltenere Frequenz angaben, wurden in die Gruppe 0 eingestuft. Äthanolintoxikationen wurden zusätzlich erfasst. Es wurden sowohl Index- als auch Kontrollfälle, die auf Befragen für die Woche vor der Hospitalisierung eine Berauschung angaben oder bei denen nach der Hospitalisierung ein Alkoholdelir bekannt war, von der Auswertung ausgeschlossen.
Es wurden 202 Indexfälle mit 95 Angehörigenangaben ausgewertet. In fünf Fällen bestanden lediglich Angehörigenangaben. Bei weiteren 29 Insultpatienten wurden keine verwertbaren oder auswertbaren Angaben erhalten. Diese wurden den Angaben von 236 Kontrollfällen gegenübergestellt. Es zeigte sich eine gute Übereinstimmung zwischen den Angaben der Indexfälle und deren Angehöriger (Tab. 4).

Tabelle 4: Alkoholkonsum von 202 Indexfällen. Vergleich der Patientenangaben und Angaben der Angehörigen über die Patienten (n.s.). Angaben in Prozent, Absolutzahlen in Klammer

Alkoholkonsum	Patienten-angaben (n=202)	Angehörigen-angaben (n=95)
Ja	58% (117)	59% (56)
Nein	40% (80)	40% (38)
Unbekannt	2% (5)	1% (1)

Die Aufschlüsselung des Alkoholkonsums bei den Index- und Kontrollfällen zeigt einen signifikant höheren Anteil bei den Kontrollfällen (Tab. 5). Tabelle 6 und 7 geben eine weitere Aufschlüsselung nach Alter und

Tabelle5: Alkoholkonsum von Index-undKontrollfällen (Chi-Quadrat=23,35, DF=2,p=0.0000). Angaben in Prozent, Absolutzahlen in Klammer

Alkoholkonsum	Indexfälle (n=202)	Kontrollfälle (n=236)
Ja	58%(117)	78%(184)
Nein	40% (80)	22% (52)
Unbekannt	2% (5)	0% (0)

Tabelle 6: Alkoholkonsum aller männlichen Index- und Kontrollfälle nach Altersgruppen zeigt keinen signifikanten Unterschied sowohl bei den jüngeren (Chi-Quadrat= 0.06; DF=1, p=079, n.s.), als auch bei den älteren Männern (Chi-Quadrat= 3,74; DF=2, p=0.15, n.s.). Angaben in Prozent, Absolutzahlen in Klammer

Alkohol-konsum	Index-fälle n=38 45-64a	Kontroll-fälle n=49 45-64a	Index-fälle n=58 über 65a	Kontroll-fälle n=67 über 65a
ja	82 (31)	84 (41)	79 (46)	90 (60)
nein	18 (7)	16 (8)	17 (10)	10 (7)
unbekannt	0 (0)	0 (0)	4 (2)	0 (0)

Tabelle 7: Alkoholkonsum aller weiblichen Index- und Kontrollfälle nach Altersgruppen zeigt einen signifikant höheren Anteil in der Kontrollgruppe, sowohl bei den jüngeren (Chi-Quadrat= 11,28, DF=2, p=0.0034), als auch bei den älteren Frauen (Chi-Quadrat= 14,15, DF=2, p=0.0008). Angaben in Prozent, Absolutzahlen in Klammer

Alkohol-konsum	Index-fälle n=27 45-64a	Kontroll-fälle n=33 45-64a	Index-fälle n=68 über 65a	Kontroll-fälle n=75 über 65a
ja	33 (9)	76 (25)	34 (23)	64 (48)
nein	63 (17)	24 (8)	63 (43)	36 (27)
unbekannt	4 (1)	0 (0)	3 (2)	0 (0)

Geschlecht. Bei den männlichen Kontrollfällen zeigt sich eine häufigere Tendenz zum Alkoholkonsum in der Altersgruppe über 65. Diese Tendenz ist jedoch nicht signifikant. Bei den Frauen hingegen ist Alkoholkonsum in beiden Altersgruppen innerhalb der Kontrollgruppe signifikant häufiger. Eine weitere Aufschlüsselung nach regelmässig konsumierter Äthanolmenge zeigt einen Unterschied lediglich bei den mässigen Trinkern, welche weniger als 50g Äthanol pro Tag konsumieren. Diese sind in der Kontrollgruppe häufiger. Der Anteil übermässiger und starker regelmässiger Trinker hingegen kommt in beiden Gruppen in annähernd gleicher Verteilung zum Vorschein (Tab. 8).

Tabelle 8: Regelmässiger Alkoholkonsum von Index- und Kontrollfällen aufgeschlüsselt nach Äthanolmenge zeigt einen signifikant häufigeren Konsum im mässigen Bereich von unter 50g in der Kontrollgruppe (Chi-Quadrat= 9,67, DF=3, p= 0,02)

Äthanolmenge	Indexfälle (n=201)	Kontrollfälle (n=236)
keinen,selten	70% (141)	59% (138)
bis 50g	20% (40)	33% (78)
50-100g	8% (16)	6% (15)
über 100g	2% (4)	2% (5)

Die vorliegenden Ergebnisse zeigen einen höheren Anteil an Alkoholabstinenten in der Indexgruppe sowie eine höhere Prävalenz von regelmässigem, geringen Alkoholkonsum (weniger als 50g Äthanol pro Tag oder an mindestens fünf Tagen der Woche) in der Kontrollgruppe von zerebral gesunden Patienten. Die Tendenz bei den zerebral Gesunden häufiger geringe Mengen Alkohol zu sich zu nehmen trifft in erster Linie für Frauen des mittleren und höheren Lebensalters zu. Eine ebensolche Tendenz, die sich jedoch nicht als signifikant erweist, besteht bei den männlichen zerebral gesunden Patienten des höheren Lebensalters.
Aus drei weiteren publizierten Studien sind ähnliche Ergebnisse bekannt. Gill et al. (1986) haben in einer retrospektiven, fallkontrollierten und ebenfalls krankenhausbasierten Studie an 230 Patienten festgestellt, dass das relative Risiko eines Insults bei Abstinenten höher ist, als bei Individuen, die zwischen 10 und 90g Äthanol pro Tag konsumieren. Dieses signifikante Er-

gebnis blieb nach Korrektur für Hypertonie und Zigarettenrauchen aufrecht. Für jene, die allerdings mehr als 300g Äthanol pro Woche konsumierten, war das relative Risiko eines ischämischen Insults im Vergleich zu den Abstinenten um das Vierfache erhöht. Auch biochemische Marker (z.B. Gamma-GT) zeigten ähnliche Trends. Allerdings konnten die Ergebnisse nur für männliche Patienten gezeigt werden, da der Anteil alkoholkonsumierender Frauen in dieser Studie sehr niedrig war. Gill et al. schliessen aus ihren Ergebnissen, dass hoher Alkoholkonsum einen wichtigen, unterschätzten und unabhängigen Risikofaktor für den Insult bei Männern darstellt. Es soll jedoch auch hinzugefügt werden, dass diese Studie nicht ohne Kritik hingenommen worden ist. Vor allem wurde die Auswahl der hospitalisierten Kontrollgruppe kritisiert, da eine vermeintliche Tendenz bestand, Kontrollpatienten mit wahrscheinlicher Alkoholanamnese auszuschliessen (Kiefe and Freiman 1987). Gorelick et al. (1989) haben in einer anderen retrospektiven Untersuchung an 205 hospitalisierten Insultpatienten die Rolle des wöchentlichen Alkoholkonsums ebenfalls nicht als unabhängigen Risikofaktor identifizieren können, hingegen die arterielle Hypertonie und Nikotin schon. Der Vergleich wurde gegen 410 ambulante Patienten geführt.

Aus der Literatur ist lediglich eine prospektive Studie über die Bedeutung mässigen Alkoholkonsums für den Schlaganfall bekannt. Stampfer et al. (1988) untersuchten 87.526 Krankenschwestern, welche zum Zeitpunkt der Erstuntersuchung zwischen 34 und 59 Jahre alt waren, mittels Fragebogen. Eine Untersuchung vier Jahre danach hatte eine Follow-up Quote von 98%. Es zeigte sich, dass mässiger Alkoholkonsum von weniger als 25g Äthanol täglich im Vergleich zu den Nichttrinkern ebenfalls mit einem vermindertem Risiko eines ischämischen Insults einhergeht. Auch das Risiko für eine koronare Herzerkrankung war gegenüber Abstinenten vermindert, hingegen das Risiko , eine spontane Subarachnoidalblutung zu erleiden, erhöht.

Die Wirkung des Alkohols auf das zerebrovaskuläre System ist nach wie vor nicht vollständig geklärt (Altura et al. 1983). Es ist bekannt, dass Alkohol eine Kardiomyopathie hervorrufen kann (Berlit et al.1983), ebenso wie passagere Herzrhythmusstörungen (Ettinger et al. 1978); Alkohol fördert auch Bluthochdruck (Klatsky et al. 1977, Mitchell et al. 1980, Saunders et al. 1981, Kornhuber 1984), allesamt Wirkungen, die bekanntermassen ein erhöhtes Insultrisiko bedeuten. Obwohl die Bedeutung der Hyperlipidämie als Risikofaktor für den Insult keinesfalls als gesichert angesehen werden kann (Holzner et al. 1986, Altmann et al.1987, Meyer et al.1987, Reed et al.1988, Tell et al.1988), wird ein möglicher gefässprotektiver Effekt des Alkohols auf der Grundlage der Erhöhung des HDL- Anteils vermutet, ebenso wie die Eigenschaft, die Koagulation zu vermindern (Criqui 1987). Die Abnahme der Koagulationsbereitschaft könnte auch eine der Ursachen für die häufiger bei Alkoholikern beobachteten Hirnblutungen sein (Hillbom

et al. 1983, Donahue et al. 1986). In vereinzelten Autopsiefällen von intrakranieller Blutung bei Alkoholikern bestand kein Hinweis auf pathologische Gefässveränderungen, was den Schluss nahelegt, dass alkoholinduzierte Gerinnungsstörungen eine pathogenetische Rolle spielen können (Weisberg 1988). Was das "mässige" Trinken anlangt, so haben neuropathologische Sektionsbefunde von Trinkern, die regelmässig zwischen 30 und 80g Äthanol konsumiert hatten, lediglich Unterschiede im Wasser- und Lipidgehalt im Marklager des Grosshirns gefunden (Harper et al. 1988). Diese Veränderungen wurden von den genannten Autoren als potentiell "reversibel" gedeutet, im Gegensatz zu den neuropathologischen Befunden bei exzessiven Trinkern, bei denen eine irreversible neuronale Zellschädigung mit nachfolgender Wallerscher Degeneration zu beobachten war.
Eine weitere Hypothese über einen möglichen "protektiven" Effekt geringer Alkoholmengen in Hinblick auf den zerebralen Insult berücksichtigt mögliche extrazerebrale Faktoren. Obwohl diese bisher nicht mituntersucht worden sind, könnte man vermuten, dass Individuen, die in unserem Kulturkreis mässig Alkohol konsumieren, im Gegensatz zu Abstinenten eine grössere Lebenszufriedenheit haben und über befriedigendere soziale Kontakte verfügen. Solange jedoch die bekannten negativen Wirkungen des Alkohols auf das menschliche Gehirn im Verhältnis zu dem postulierten protektiven Effekt auf das zerebrovaskuläre System so sehr überwiegen, sollte man den Alkohol weiterhin als Risikofaktor ansehen und den Patienten auch weiterhin von jedwedem regelmässigen Konsum abraten.

Prognosefaktoren

Die Identifikation von Verlaufstypen einer Erkrankung impliziert die Möglichkeit, unterschiedliche Prognosen zu erstellen, die dem jeweiligen Subtyp entsprechen. Es liegt daher im Interesse der Beobachtung des "natürlichen" Krankheitsverlaufs, mögliche Verlaufsbesonderheiten zu entdecken, die auch eine Besonderheit bezüglich ihrer Prognose aufweisen. Es kann sich etwa zeigen, dass das Gesundheitsrisiko einer bestimmten Behandlung grösser ist, als das Risiko, das der "natürliche" Verlauf mit sich bringt. Es kann auch sein, dass assoziierte Faktoren (z.B. Lebensalter), welche keinen direkten ätiologischen Zusammenhang aufweisen, die Prognose erheblich ungünstig beeinflussen. Schliesslich geht es auch nicht nur um eine prognostische Aussage über die Überlebenswahrscheinlichkeit, sondern auch darum, in welchem Zustand der funktionellen und sozialen Selbständigkeit ein Patient eine Krankheit überlebt. Was den Schlaganfall betrifft, ergibt eine Durchsicht der Literatur über Prädiktoren der erfolgreichen Rehabilitation, dass ein Vergleich solcher Studien durch mehrere Faktoren erschwert wird:

1. Fehlende ätiologische Zuordnung des Insults
2. Unterschiedliche Bewertungskriterien des Folgezustandes nach Insult.
3. Unterschiedlichkeit der Wahl des Zeitpunktes zur Anwendung dieser Kriterien.
4. Mangel an validierten Messinstrumenten.

Ätiologische Einteilung des Insults

Die Inhomogenität der in den meisten Prognosestudien untersuchten Patientenstichproben beruht nicht nur auf den Besonderheiten der jeweiligen Institution, sondern auch auf den jeweils vorherrschenden Ansichten über die Insultpathogenese und deren Einteilungsprinzipien. Dorndorf und Hornig (1985) haben auf die geringe Aussagekraft der Insulteinteilung nach den rein zeitlichen Kriterien des Ablaufs (TIA,RIND, completed stroke) für differenzierte Untersuchungen hingewiesen. Mohr und Barnett (1986) haben die Wichtigkeit einer ätiologisch orientierten Einteilung der ischämischen Hirninfarkte als klinische Grundlage der Forschung betont und darauf hingewiesen, dass etwa ein Drittel aller Hirninfarkte ätiologisch ungeklärt bleiben. Weller et al.(1989) fanden in der Hälfte aller Patienten, welche dopplersonographisch unauffällig waren, keine Insultursache. Sacco et al.(1989) haben in der NINCDS Stroke Data Bank "Infarkte aus unbestimmter Ursache" mit einer Häufigkeit von 38% festgestellt. In unserer Serie ist diese Kategorie in einer Häufigkeit von 29% vorhanden (Tabelle 9). Bisherige Studien, welche die Prognose des Insults zum Gegenstand haben, trennen die Gesamtpopulation der Insultüberlebenden nicht oder nur nach sehr groben ätiologischen Kriterien (Abu-Zeid et al. 1978, Hachinski 1983, Allen 1984, Chambers et al.1987, Fullerton et al.1988, Baumgartner et al.1988) . Lediglich über einzelne Insultsubtypen liegen Prognosestudien vor: lakunäre Infarkte (Bamford et al.1987, Gandolfo et al.1988); kardiale Hirnembolien (Berlit et al.1986,); spontane intrazerebrale Blutungen (Tuhrim et al.1988, Bogdahn et al.1989).

Bisher gibt es keine ätiologieorientierten Studien über Insultkollektive, aus denen die Unterschiedlichkeit der Prognose einzelner Subtypen herauszulesen wäre. Es ist jedoch zu erwarten, dass aus der Stroke-Data Bank des NINCDS solche Follow-up Daten erhältlich sein werden (M.Foulkes, pers.Mitteilung) ebenso wie aus dem Oxfordshire Community Stroke Project 1981-1986 (Bamford et al.1988). In der SDB Klosterneuburg zeigen erste Ergebnisse, dass der Anteil ätiologisch ungeklärter Insulte ebenfalls ein Drittel aller Fälle ausmacht und dass lakunäre Infarkte eine wesentlich günstigere Prognose als Territorialinfarkte (atherothrombotisch und embolischer Genese) aufweisen. Es sind deshalb die grossen Schlaganfallregister früherer Jahre, in denen die CT noch nicht routinemässig angewendet wurde, für moderne prognostische Studien nur mehr von geringer Bedeutung. Denn die Definition eines Schlaganfalls ("rapidly developed clinical signs of focal (or global) disturbance of cerebral function, lasting more than 24 hours or leading to death, with no apparent cause other than of vascular origin"),wie sie in der "WHO Collaborative Study" (Aho et al. 1980) und anderen Folgestudien verwendet wurde, ist für differenzierte prognostische Aussagen nicht ausreichend, da verschiedene ätiologische Kategorien mit gleicher Gewichtung erfasst werden.

Seit der Empfehlung der WHO, mittels zentraler Register ("Datenbanken") Schlaganfälle zu erfassen (Hatano 1976), sind nur wenige solche Register nach ätiologischen Gesichtspunkten konzipiert worden, deren weitere Unterteilung nicht lediglich nach atherothrombotischen und hämorrhagischen Infarkten erfolgt, sondern darüberhinaus auch kardial embolische und lakunäre Infarkte berücksichtigen. Diese sind : Harvard Cooperative Stroke Registry (Mohr et al.1978), Austin Hospital Stroke Registry (Chambers et al.1983), South Alabama (Gross et al.1984), Pilot Stroke-Data Bank (Kunitz et al.1984), Stroke-Data Bank NINCDS (Foulkes et al.1988), Lausanne Stroke Registry (Bogousslavsky et al.1988), Perth, Westaustralien (Ward et al.1988) sowie die Klosterneuburger Schlaganfall Datenbank (Tab. 9).

Tabelle 9: Schlaganfallregister nach ätiologischen Kriterien (* = populationsbasiert,ohne Subarachnoidalblutungen)

Register	Jahr	n	Unbek. %	Askl. %	Emb. %	Lak. %	Blutung %
Harvard Cooperative Stroke Registry	1978	649	-	36	33	20	11
Austin, Australien	1983	616	-	32	8	21	6
South Alabama*	1984	151	29	9	14	27	9
Pilot Stroke Data Bank NINCDS	1984	809	29	21	25	12	12
Lausanne Stroke Registry	1988	1000	-	39	16	12	11
Stroke Data Bank NINCDS	1988	1510	38	7	14	22	16
Perth, Westaustralien*	1988	229	28	20	12	27	8
SDB Kloster-neuburg		265	29	16	16	26	7

Bewertungskriterien des Folgezustands nach Insult

Es besteht nahezu keine Einheitlichkeit in der Bewertung des motorischen, funktionellen, psychischen und sozialen Zustands bei Patienten nach einem Schlaganfall. Die Kriterien reichen von rein deskriptiv bis zu multizentrisch validierten Summenskalen. In der deutschsprachigen Literatur wird sogar oft noch (funktionelle) Beeinträchtigung und (soziale) Behinderung synonym verwendet. Eine terminologische Hilfe bietet die internationale

Klassifikation von "Impairments, Disabilities, and Handicaps" (WHO 1980). Eine genauere Diskussion häufig verwendeter Skalen erfolgt im nächsten Abschnitt.

Wahl des Zeitpunkts zur Anwendung von Beurteilungsskalen

Eine Vielzahl von Studien zur Prognose von Schlaganfallpatienten haben das Ziel, jene Variable zu definieren, die für das Überleben der ersten Tage oder Wochen nach dem Auftreten des Ereignisses günstig sind. Solche Studien umfassen oft noch einen weiteren Zeitraum von 8 oder 12 Wochen, zuweilen auch länger. Aus Gründen der Vergleichbarkeit soll hier die "Kurzzeitprognose" für den Zeitraum bis zu drei Monaten verstanden werden. Alle über diese Zeitspanne hinausgehenden Studien werden zum Zweck dieser Übersicht als Langzeitstudien verstanden. Der Vorteil dieser Trennung liegt darin, dass die meisten Arbeiten über Kurzzeitprognose vorwiegend klinische Kriterien (Hirnödemzeichen, Aspiration etc) heranziehen, während Langzeitprognosen wesentlich soziale Faktoren (Wohnen, berufliche Veränderung, Self-Care etc.) miteinschliessen.
Es ist wegen der Fülle der Literatur zu diesem Thema nicht möglich, einen kompletten Überblick zu geben. In der Auswahl wurde darauf Bedacht genommen, Studien zu berücksichtigen, die entweder aus historischen Gründen Bedeutung haben oder methodisch anspruchsvoll (z.B. prospektiv versus retrospektiv, multivariat gegenüber univariat) beziehungsweise populationsbasiert, multizentrisch oder von spezieller Gültigkeit sind.
Die wahrscheinlich erste Studie, welche an einer grossen Patientenzahl durchgeführt worden ist, stammt von Marquardsen (1969). Es wurden 769 Patienten nach zerebralem Insult untersucht und die wichtigsten Faktoren, die das Überleben und die Schwere des Residualdefizits beeinflussen, erarbeitet. Diese Faktoren waren fortgeschrittenes Alter (über 70 Jahre), schwere motorische Ausfälle, Trübung der Bewusstseinslage über die Dauer von mehreren Stunden, konjugierte Blickparese und kognitive Einbussen. Ähnlich berichtete Oxbury (1975), dass Bewusstlosigkeit, Hemiplegie, und konjugierte Blicklähmung jeweils mit ungünstiger Prognose nach ischämischem Insult einhergehen. An dieser Auflistung hat sich in vielen Folgestudien, welche mit verschiedenartigen Methoden an verschiedenen Patientengruppen durchgeführt worden sind, kaum etwas geändert. Die Akutmortalität wird in den meisten Studien mit etwa 20% angegeben. Silver et al. (1984) haben in einer Autopsieserie an 212 Insultpatienten festgestellt, dass die häufigste Todesursache innerhalb der ersten Woche nach Insult die transtentorielle Herniation ist (29%), gefolgt von kardialen Ursachen (5,6%). Die häufigsten Todesursachen in der zweiten bis vierten Woche hingegen waren Pneumonie (22,4%), kardiale Ursachen (13,6%), gefolgt von

transtentorieller Herniation (4,8%) und pulmonaler Embolie (3,2%). Hachinski (1983) führt folgende Mortalitätsindikatoren in der ersten Woche nach akutem zerebralen Infarkt an: verminderte Bewusstseinslage, arterieller Hochdruck in der Vorgeschichte, vorangegangener Herzinfarkt, bihemisphärische Zeichen, Aphasie sowie vorangegangene transitorisch ischämische Attacke. Die entscheidenden Indikatoren der Mortalität innerhalb der zweiten und dritten Woche hingegen sind nach wie vor die beeinträchtigte Bewusstseinslage, arterieller Hochdruck, vorangegangener Herzinfarkt, gefolgt von linkshemisphärischem Infarkt, Verschlechterung der Beinparese und Pneumonie. Hornig et al.(1989) stellten in ihrem Insultkollektiv eine Abnahme der Akutletalität ischämischer Infarkte fest, welche wahrscheinlich auf einer besseren Beherrschung sekundärer Komplikationen beruht. Die meisten ihrer Patienten versterben mittlerweile nicht an sekundären Folgen, sondern an den direkten Folgen des postischämischen Ödems.

Aus Gründen der Übersichtlichkeit wurden die Ergebnisse aus 35 Studien aus der Literatur in einer "Metaanalyse" prognostischer Faktoren zusammengefasst und die am häufigsten bzw. am stärksten gewichteten Faktoren, die einen Einfluss auf Mortalität und Residualdefizit haben, aufgelistet (Tab. 10).

Tabelle 10: Faktoren, die eine ungünstige Prognose eines zerebralen Insults in der Akutphase bedingen (Zusammenfassung aus 35 Studien aus der Literatur)

Neurologische Faktoren:	Allgemeinfaktoren:
Bewusstseinstrübung	Hohes Alter
Plegie (meist Bein)	Herzerkrankung
schlaffer Beintonus	EKG-Abnormität
Konjugierte Blickparese	Hypertonie
Armparese	Familiäre Insultbelastung
distale Armparese	
Hemianopsie	
Harninkontinenz	Komplikationen:
Kognitive Einbussen	
bilat.Pyramidenzeichen	Vorinsult
Aphasie	Aspiration, Dysphagie
Linkshirniger Ausfall	Institutionelle Pflege vor dem Insult
	fehlende Fachbehandlung
	als prognostisch "ungünstig"
	vom Pflegepersonal eingestuft

Validierte Messinstrumente

Die Unterschiede zwischen verschiedenen Neurologen in der Beurteilung derselben Patienten sind erheblich und führen zu verschiedenen Ergebnissen bei der Untersuchung ein- und desselben Phänomens. Die Wichtigkeit, in einer Vergleichsstudie über Insultpatienten einheitliche Kriterien anzuwenden, wurde erstmals von Sisk et al. (1970) untersucht. Es wurden 28 Patienten nach TIA oder Zustand nach einem kompletten Insult mit geringen Restsymptomen von zwei erfahrenen Neurologen untersucht und in Hinblick auf 20 definierte neurologische Symptome sowie 32 Merkmale, die auf den neurologischen Status bezogen waren, bewertet. Es fanden sich extreme Diskrepanzen nicht nur in Hinblick auf subjektive Merkmale wie "Gefühl der Schwäche", sondern auch in bezug auf objektivierbare Zeichen wie Reflexasymmetrie. Tomasello et al. (1982) haben ebenfalls eine grosse Variabilität zwischen verschiedenen Untersuchern gefunden, wobei die Übereinstimmung stark variierte. Sie reichte von 21% für ein Babinskiphänomen bis zu 92% für die Diagnose eines Gesichtsfelddefekts. Es zeigt sich, dass gerade geringradige neurologische Ausfälle besonders hohe Interraterunterschiede aufweisen. In einer Studie über transitorisch-ischämische Attacken an 56 Patienten, die von acht erfahrenen Neurologen untersucht wurden, konnte in 15% der Fälle keine einheitliche Diagnose gestellt werden (Kraaijeveld et al. 1984). Gelmers et al. (1988) konnten zeigen, dass beträchtliche interindividuelle Unterschiede in der neurologischen Beurteilung von Insultpatienten bestehen, selbst wenn die Untersucher mindestens 15 Jahre klinische Erfahrung auf dem Gebiet der zerebrovaskulären Erkrankungen besitzen. Besonders deutlich wurde dies für die Beurteilung jener Faktoren gezeigt, die auf den subjektiven Angaben der Patienten beruhen (Orientierung, homonyme Hemianopsie und Sensibilität). Schliesslich haben Shinar et al. (1985) in einer Vorbereitungsstudie zur Erfassung von Insultpatienten in der NINCDS Datenbank aufgezeigt, dass es Schwankungen sowohl in der Feststellung des Vorhandenseins einer bestimmten Ausfallskategorie gibt, als auch Schwankungen in der Abstufung innerhalb dieser Kategorie. Dafür wurden 17 Insultpatienten, die in einem klinisch stabilen Zustand waren, von sechs Neurologen innerhalb von zwei Tagen untersucht. Bessere interindividuelle Übereinstimmung besteht in der Diagnostik von Insultsubtypen. Die Zuordnung zu einer bestimmten ätiologischen Subgruppe gelang besser, wenn dem Untersucher auch alle Krankenunterlagen inklusive CT zur Verfügung standen (Gross et al. 1986).

Die Implikationen dieser Ergebnisse sind weitreichend. Es zeigt sich, dass nicht nur die erhobene Datenmenge, sondern auch die Datenqualität kontrolliert werden müssen, vor allem dann, wenn mehrere Untersucher beteiligt sind. Allerdings sind diese experimentell festgestellten Erhebungsunterschiede nicht ohne Vorbehalt auf den klinischen Alltag übertragbar. So stellen Shinar et al. (1985) fest, dass die Interraterunterschiede in der klinischen Wirklichkeit wahrscheinlich geringer sind, da üblicherweise ein Patient zu verschiedenen Zeitpunkten mehrmals untersucht wird, der Neurologe im Gegensatz zu solchen Studien sämtliche Krankenunterlagen inklusive der Auskunft der Angehörigen zur Verfügung hat und eine tatsächliche Fluktuation im neurologischen Status des Patienten trotz kurzer Untersuchungsabstände und tageszeitlicher Abstimmung der wiederholten Untersuchungen anzunehmen ist.

Skalen zur Erfassung des Zustands nach Insult

Instrumente zur Erfassung des Zustands nach Schlaganfall sollen möglichst standardisiert und möglichst vergleichbar sein. Nach Wade et al.(1985) sollen mehrere Bereiche erfasst werden:

- Kognition
- Sprache
- Physische Funktionen (motorisch und sensibel)
- Tägliche Aktivitäten (ADL- Funktionen)
- Wohnen
- Soziale Funktionen
- Emotionaler Status

Die Ergebnisse werden dann interpretiert in bezug auf:

- den Zustand des Patienten vor dem Insult
- die alterskorrelierte Bevölkerung
- andere Insultpatienten
- ein vorhergesagtes Ereignis (z.B. Entlassung)
- ein "cut-off point" (z.B. Reinsult, Tod)

Ein entscheidendes Problem ist die quantitative Beurteilung des Zustands von Schlaganfällen mit verhältnismässig geringen neurologischen Ausfällen. Diese milden Ausfälle sind nur schwer in einer hierarchischen Rangordnung mit hemiplegischen Patienten oder Patienten mit Globalaphasie vergleichbar (Skilbeck 1983). Die Erfassung von Patientendaten soll auch auf einen vorherbestimmten Zweck gerichtet sein. Dieser Zweck kann variieren zwischen Prognosekriterien für das Überleben in den ersten Stunden oder Tagen, kann aber auch auf längerfristige Prognosen ausgerichtet sein. Die Folgen eines zerebralen Insults sind derart vielfältig, dass es keinen einzelnen Indikator, kein quantitatives Einzelmass zur Erfassung gibt wie beispielsweise für die koronare Herzkrankheit (Vierstadieneinteilung der New York Heart Association). Die grosse Zahl der resultierenden Behinderungen wird schliesslich auch noch in ihrer Erfassbarkeit durch die grosse Zahl von Professionen, die mit Schlaganfallpatienten zu tun haben, erschwert.

Demnach gibt es verschiedene allgemeine Methoden der mehr oder weniger systematischen Erfassung (Wade et al.1985, Mausner and Kramer 1985):

1.Klinisch: Die rein klinische Erfassung ist rasch, jedoch verhältnismässig unmethodisch, vorwiegend deskriptiv und interindividuell stark variabel.Die Verwertung rein klinisch-deskriptiver Krankengeschichten ist eine der grössten Schwächen retrospektiver Untersuchungen.
2.Checklist: Vorgedruckte Formulare mit allen häufigen Symptomen ("Gedächtnishilfen") ergeben kein verwertbares Gesamtergebnis, kein messbares oder semiquantitatives Endergebnis. Solche Checklisten erwecken den Eindruck der Komplettheit, sind jedoch nachteilig für einen klinischen Gesamteindruck. Paradoxerweise liegt ihr Nachteil in ihrer Ausführlichkeit.
3. Repräsentationsskalen: Für die Zwecke einer vergleichenden Erfassung sind solche Skalen am besten geeignet. Sie sind kein Ersatz für eine deskriptive Anamnese und Befunderhebung und somit kein Ersatz für eine Krankengeschichte, die die individuellen Aspekte des Leidens und deren subjektive Gewichtung miteinschliessen soll. Wenn eine Parese in verschiedenen Graden der Kraftlosigkeit eines Extremitätenabschnittes skaliert wird und die Schwierigkeiten beim Überwinden der Schwerkraft oder eines künstlichen Widerstands angegeben werden kann, so sagen die möglichen Abstufungsgrade noch nichts über die Dimension dieser Behinderung aus. Der Vorteil repräsentationeller Skalen liegt in ihrer Einfachheit und Wiederholbarkeit. Ein Beispiel sind die ADL-Skalen, die einen Summenscore aus verschiedenen Handlungen ergeben. Ein weiteres Beispiel wäre die Mini-Mental-State Untersuchung, welche ein Maximum von 30 Punkten ergibt und bei einem "cut-off point" von unter 23 Punkten häufig den klinischen Verdacht des Vorliegens einer Demenz erhärtet (Folstein et al. 1975, Dick et al.1984). Der Nachteil solcher Skalen ist, dass manche Patienten damit nicht gut erfassbar sind (Poeck 1988).
4. Test-Batterien: Test-Batterien sind nicht sinnvoll, da sie für alle möglichen Ausfälle gelten müssen. Solche umfangreichen Tests sind lediglich als Ergänzung zu repräsentationalen Skalen denkbar und erfassen einen Teilaspekt einer neurologischen Erkrankung.

Wade et al. (1985) erheben allgemeine Forderungen zur verlässlichen Erfassung von Folgezuständen nach zerebralen Insult. Sie fordern die Erfüllung von drei essentiellen und vier wünschenswerten Kriterien:

1. Relevanz: Die Relevanz ergibt sich aus bisher Gesagtem: Wesentlich ist die Aufgabenstellung, der Rahmen der Datenerfassung für eine grosse Zahl von Patienten sowie eine Definition der Studie.

2. Validität: Die Validität ist erforderlich, um sicher zu sein, dass der Test das misst, was er eigentlich messen sollte. Am einfachsten ist es, die Validität eines Tests an einem anderen Kriterium zu messen. Dabei wird entschieden, ob das Testergebnis eines Patienten mit seinem Verhalten nach einem externen Kriterium übereinstimmt. Das Ausmass der Korrelation zwischen dem Testergebnis und dem Verhalten des Patienten nach diesem externen Kriterium konstituiert ein Mass der Validität dieses Tests. Beispielsweise wird jemand, dessen Sprachfunktion als " schwer gestört" klassifiziert wird, nicht mit Erfolg ein Telefon benützen. Allerdings ist es schwierig, für manche Tests ein Kriterium zu finden, z.B. für "Motivation" oder Depression.

3. Reliabilität: Wenn man annimmt, dass der Zustand des Patienten sich nicht ändert, würde sich der Score des Patienten auch nicht ändern, jedesmal wenn der Test durchgeführt wird. Demnach besteht ein Test aus zwei Teilen:einem "wahren" Score und einem "Irrtumsscore". Der Irrtum beruht einerseits auf Variationen des einzelnen Untersuchers, vor allem aber auch auf Variationen zwischen verschiedenen Untersuchern. Die Testung der Interratervariabilität ist eine der wichtigsten Validierungsbedingungen in der Entwicklung und Anwendung von Summenscores bzw. von hierarchischen Skalen in der Rehabilitation (Fleiss 1971).

4. Sensitivität: Die Sensitivität verhält sich gewöhnlich umgekehrt proportional zur Reliabilität. Je sensitiver ein Test ist, desto grösser sind Zufallsvariationen. Diese Einschränkung wird besonders bei ADL-Skalen deutlich: die mangelhafte Erfassung geringgradiger Behinderungen und die schlechte Erfassung von Behinderungen und deren Abstufungen im schwer behinderten Bereich (Skilbeck 1983). Der Barthel ADL-Score erfasst überdies nicht die Geschwindigkeit, in der eine Leistung erbracht wird.

5. Simplizität: Die Forderung nach Validität, Reliabilität und Sensitivität haben zu einer Fülle von verschiedenen Tests geführt, die jedoch wegen ihrer Komplexität keine weite Verbreitung gefunden haben. Es besteht ein inverses Verhältnis zur Sensitivität.

6. Kommunizierbarkeit: Ein Test soll möglichst kurz und klar sein. Deskriptive Erfassungen haben den Nachteil der schlechten Kommunizierbarkeit. Numerische Erfassungen sind zwar abstrakt, können jedoch besser den Verlauf in der Zeit ausdrücken und als transformierter "Rohwert"(Prozentangabe) auch für Nichteingeweihte (z.B. Angehörige) einen gewissen Sinn ergeben.

7.Skalabilität: Die gestellten Aufgaben sollten klar sein. Es wäre beispielsweise unsinnig zu sagen, "Patient geht einkaufen" oder er "arbeitet". Sinnvoller und mit klarer Antwort zu belegen, wäre die Aufgabe "Aufsetzen aus dem Liegen", "Gehen in der Ebene 30m".

Es ist darüberhinaus zu bedenken, dass eine nach Idealanforderungen erstellte Skala (siehe Schlaganfall Schweregrad Score) aufgrund ihres globalen Beurteilungscharakters im Einzelfall verfälschte Ergebnisse zeitigen kann. Es kann ein Aspekt der schlaganfallbedingten Beeinträchtigung (z.B. Bewusstseinsstörung, Aphasie) die Unfähigkeit, alle anderen Handlungsteile zu erfüllen, vortäuschen (Calpideo und Clifford-Rose 1979). Es kann auch durch eine unterschiedliche Gewichtung einzelner Faktoren (Aphasie, Hemianopsie etc.) ein verzerrtes Gesamtbild entstehen. Es kann aber auch durch eine real unterschiedliche Bedeutung desselben Items eine Gleichartigkeit vorgetäuscht werden. So wird beispielsweise das Vorliegen einer homonymen Hemianopsie gewertet, ohne im einzelnen darauf Rücksicht zu nehmen, ob eine Beeinträchtigung des zentralen Sehens (mit entsprechender zerebraler Lesestörung) vorliegt oder die Hemianopsie im Alltag gut kompensiert werden kann. Die eingeschränkte Bedeutung globaler Summenscores liegt darin, dass eben Einzelfunktionen nicht isoliert betrachtet werden können, da praktisch alle einander beeinflussen. Es können auch einzelne Funktionen oft nicht richtig geprüft werden, wenn eine Aphasie oder andere kognitive Störungen vorliegen. Das Problem der untestbaren Items wird sodann am besten durch die Beobachtung des "Besser-als" Zustandes bewältigt. Es wird - wie in den Komabeurteilungsskalen - der beste beobachtbare Zustand dokumentiert. Dies ist beispielsweise der Fall bei der Feststellung "zumindest sichtbare Flexion und Extension des Digitus 1" zur Dokumentation einer distalen Armparese.
Als Beispiel ein solchen Summenskala ist die Mathew-Scale (Mathew et al.1972) um das Item Sprachstörung (Gelmers 1975) erweitert worden. Ein weiteres Beispiel ist die Entwicklung des Motricity Index aus der MRC-Skala (Demeurisse et al.1980), die motorische Skala von Fugl-Meyer (Fugl-Meyer et al.1975, Fugl-Meyer and Jaasko 1980) , die Zusammenfassung mehrerer Indizes für Arm,Bein und Stamm (Motricity Index für Arm und Bein, Stammfunktionen nach der Northwick Park Scale) von Wade et al. (1985), die umfassende Skala von Donaldson (1973) und die von Barolin et al. (1987) entwickelte Skala für die Neurorehabilitation.

Skalen für motorische Funktionen

Die Angabe des Schweregrades einer Parese in verschiedenen Beeinträchtigungs- und Behinderungsskalen muss die Schwierigkeit mitberücksichtigen, dass der Verlust der motorischen und sensiblen Funktionen immer auch eine komplexe Beeinträchtigung der ADL-Funktionen bedeutet. Der British Medical Research Council (MRC) hat 1976 zur Graduierung von peripheren Nervenverletzungen eine fünfstufige Skala veröffentlicht, deren Sensitivität im hochgradig paretischen Bereich zwar ausreichend, aber in

jenen gering ausgeprägten Paresefällen, in denen die Kraft gegen einen Widerstand ausgeübt wird, einen sehr weit gestreuten Bereich umfasst (Wade et al.1985). Zur Erfassung zentraler Paresen ist diese Skala auch deshalb nicht besonders geeignet, da sie lediglich den Verlust der Muskelkraft in einem Gelenk angibt. Deshalb haben Demeurisse et al.(1980) versucht, die MRC-Skala für Schlaganfallpatienten zu adaptieren und einen "Motricity Index" an 100 akuten Insultpatienten entwickelt. Es wurden gewichtete Scores entwickelt, aus denen man aus der Summe von 100 das Ausmass der Besserung der Gesamtmotorik errechnen kann. Dieser "Motricity Index" misst allerdings lediglich die Kraft in einem Gelenk oder in einer Gliedmasse. Er berücksichtigt nicht synergistische oder Massenbewegungen, welche häufig nach einem Schlaganfall auftreten. Diese Skala beruht lediglich auf einer Verfeinerung der MRC-Skala. Sie misst nur die Bewegungsstärke, aber nicht die Sinnhaftigkeit der Bewegung oder einer Bewegungsfolge. Darüberhinaus ist bei Hemiplegikern in ein und demselben Gelenk häufig eine unterschiedlich willkürlich aktivierbare Residualkraft vorhanden (Bourbonnais et al.1989). So ist bezüglich der Willkürmotorik die Ellbogenstreckerfunktion der Beugerfunktion in der Regel überlegen (Bohannon and Andrews 1987).
Fugl-Meyer entwickelte einer motorische Skala aus 50 verschiedenen Bewegungen und Fähigkeiten (Fugl-Meyer et al.1975). Diese werden zwischen 0=fehlend und 2=normal skaliert und resultieren in einen Summenscore von 0-66 für die obere Extremität und 0-34 für das Bein. Die Gesamtsumme von 100 entspricht einem normalen Zustand. In dieser Skala wird mehr als lediglich die reine Kraft gemessen: es werden auch Sehnenreflexe und Koordinationsleistungen gewertet. Die Interraterverlässlichkeit und die Intratestervariabilität wurden von Duncan et al.(1983) und von Fugl-Meyer und Jaasko (1980) getestet. Es bestand eine gute Korrelation mit dem ADL-Score. Der Nachteil dieser Skala liegt in ihrer Ausführlichkeit. Ein vollständiger motorischer Status benötigt 20 bis 30 Minuten gegenüber 1 bis 2 Minuten für die "Motricity Index" von Demeurisse (Demeurisse et al.1980).
Eine weitere ausführliche Skala stammt von Donaldson (1973), der eine Vielzahl von Skalen in einer einzigen zusammengefasst hat. Leider ist auch hier eine sehr lange Untersuchungsdauer pro Patient gegeben, die die Anwendung lediglich für eine kleine Patientenzahl mit einer umschriebenen Fragestellung ermöglicht. Sheikh (1980) hat zusätzlich vier Aktivitäten am Körperstamm erfasst, welche im Liegen das Rollen auf die paretische Seite und auf die nichtparetische Seite umfassen, ebenso wie das freie Sitzen und das Aufsetzen aus dem Liegen. Wade et al. (1983, 1985b,1987) haben in ihren Untersuchungen in Oxfordshire/England eine Kombination aus dem Motricity Index und der Überprüfung der Stammuskulatur angewandt und fanden drei getrennte Skalierungen der Motorik für jeweils Arm, Bein und Stamm praktikabel.

Patridge et al.(1987) haben 16 motorische Funktionen definiert, welche von 186 Physiotherapeuten an 368 Patienten vom 10. Tag nach einem Schlaganfall bis zur achten Woche in regelmässigen Abständen erhoben wurden. Es sollte lediglich erhoben werden, ob eine Funktion durchführbar ist oder nicht. Es zeigte sich eine gute Vergleichbarkeit der Ergebnisse bezüglich freiem Sitzen, freiem Stehen und unabhängigem Gehen.
Verschiedene weitere Skalen von zum Teil historischer Bedeutung sind in diesem Zusammenhang nicht weiter relevant. Denn die Beurteilung motorischer Funktionen ist in den meisten Skalen auf Paresegrade und nicht auf das Ausmass der Beeinträchtigung oder gar Behinderung orientiert und sagt zunächst nichts über den tatsächlichen Zustand eines Patienten aus, ausser dass eine umschriebene Störung der Muskelkraft vorliegt.
Es wird daher die Auffassung vertreten, dass zur Erarbeitung prognostischer Indizes aus einer grösseren Zahl von Insultpatienten funktionelle Parameter aussagekräftiger sind als definierte sensomotorische Paresegrade. Gerade wegen der vielfältigen psychischen und neurologischen Ausfallserscheinungen, die durch einen Hirninfarkt hervorgerufen werden können, ist die Dokumentation der Durchführbarkeit bewusster und sinnvoller Handlungen ein verlässlicheres Indiz für die Restitution und die Sinnhaftigkeit der Rehabilitation als die Erstellung quantitativer oder semiquantitativer Profile über die Rückbildung motorischer Einzelleistungen. Es wird daher im Folgenden auf wichtige funktionelle Skalen zur Erfassung der Aktivitäten des täglichen Lebens eingegangen.

Funktionelle Skalen

Die Unabhängkeit im täglichen Leben wurde erstmals 1959 für alte Menschen nach Schenkelhalsfraktur in einem "Index of Independance in Activities of Daily Living" (ADL) zusammengefasst. Dieser Index erlaubt eine Rangzuordnung von Individuen je nach Adäquatheit in der Durchführung einzelner Handlungen, die zum Baden, Anziehen, Benützen der Toilette, Transfer, Essen und zur Kontinenz erforderlich sind. In einer weiteren Studie (Katz et al.1963) wurden 1001 Patienten mittels dieser ADL-Skala erfasst. Die grössten Diagnosegruppen waren Zustand nach Schenkelhalsfraktur (250 Patienten), nach zerebralem Infarkt (239 Patienten) und mit multipler Sklerose (138 Patienten). Während der Behandlung wurde ein Rückbildungsmuster der Unabhängigkeit festgestellt, welche die Entwicklung eines Kindes reflektiert: zunächst kam es zur Selbständigkeit beim Essen und zur Kontinenz. Schliesslich war der Transfer und das selbständige Benützen der Toilette möglich. Zuletzt kam es in der Regel auch zur Selbständigkeit beim Baden und Anziehen (Katz et al.1963). Dieses Restitutionsmuster wurde auch in einer weiteren Arbeit über 159 Patienten nach Schlaganfall bestätigt (Katz et al.1966).

Mahoney und Barthel (1965) haben einen Index entwickelt, der heute die Grundlage für die meisten funktionellen Evaluationen nach Schlaganfall darstellt. Sie gingen von der Vorstellung aus, dass ein Patient,der einen maximalen Summenscore erreicht, ein Individuum ist, das kontinent ist, selbständig essen kann, sich selbständig anzieht, selbst aus dem Bett und aus einem Sessel auf kann, sich selbst badet, zumindest einen Häuserblock weit gehen kann und auch selbst die Stiegen hinauf- und hinunter gehen kann. Das bedeutet nicht, dass er fähig ist, alleine zu leben. Es könnte sein, dass er nicht kochen oder den Haushalt führen kann und sich auch nicht in der Öffentlichkeit bewegt, aber ein solcher Mensch wäre in der Lage, zumindest ohne Pflege auszukommen.

Weitere Abänderungen des Barthel-Index haben daran nichts geändert, dass ein in bezug auf ADL-Funktionen selbständiger Mensch alle täglichen Verrichtungen selbst leistet und ohne fremde Hilfe auskommt. Verschieden variierte ADL-Skalen haben mehr oder weniger einheitlich gezeigt, dass Schlaganfallüberlebende nach der Entlassung aus dem Krankenhaus in etwa weniger als die Hälfte bis zwei Drittel aller Fälle ADL- unabhängig sind (Gresham 1986, Granger et al.1988). Bereits Katz et al. haben 1966 in einer Nachuntersuchung von 138 Patienten, die erstmals einen Insult erlitten hatten, nach zwei Jahren festgestellt,dass 43% ADL-unabhängig waren. Feigenson et al. (1977) zeigten an 248 Patienten nach einem Schlaganfall mit einem Durchschnittsalter von 67 Jahren und einer Rehabilitationsbehandlung von durchschnittlich 43 Tagen, dass nach 16 Monaten 54% aller Überlebenden ADL-unabhängig sind. Ein weiteres wichtiges Ergebnis dieser Untersuchung war, dass das Verstreichen eines längeren Zeitraums zwischen dem Auftreten des Insults und der Zuweisung zur Fachbehandlung einen negativen Einfluss auf die erreichte ADL-Unabhängigkeit hatte, hingegen das Alter der Patienten keinen Einfluss auf den funktionellen Zustand bei Entlassung zeigte. Man konnte somit auch einen positiven Einfluss der früh einsetzenden Rehabilitation auf den erreichten Grad der funktionellen Unabhängigkeit feststellen. Dieser Zusammenhang ist bisher nur in wenigen Studien Gegenstand weiterer Untersuchungen gewesen (Sivenius et al.1985, Heinemann et al.1987). Wade et al. (1983) stellten in ihrem Insultkollektiv eine ADL-Unabhängigkeit in 45 - 62% aller Fälle fest. Der Anteil ADL-unabhängiger Patienten in einem Insultkollektiv variiert stark aufgrund der besonderen Bedingungen der untersuchenden Institution. Populationsbasierte Erhebungen sind deshalb aussagekräftiger und spiegeln ein von einzelnen ausgesuchten Patientenkollektiven unverfälschtes Verhältnis. Es zeigte sich, dass in solche Erhebungen zwischen 60 und 75% aller Schlaganfallüberlebenden vollständig unabhängig sind (Gresham et al. 1979, Aho et al. 1980, Sorensen et al. 1982). Obwohl aus diesen Studien erwarteterweise das Ausmass der selbständig lebenden Insultpatienten grösser ist als in einem Krankenhauskollektiv, sagen solche Prozentsätze

wenig über das in einer definierten Population tasächliche Ausmass und die Art der insultbedingten Behinderung aus.
Granger et al. (1979) untersuchten in einer multizentrischen Studie 658 Insultpatienten. ADL-Scores wurden bei der Aufnahme, bei der Entlassung, sowie nach zwei Jahren erhoben. Bei 134 Patienten mit fokalneurologischen Ausfällen waren die Barthel-Scores jeweils 34, 71 und 72 von 100 möglichen Punkten. Auch diese Studie belegt die anhaltende ADL-Verbesserung nach der Entlassung neurologischer Patienten aus der Rehabilitationsbehandlung.
Die Prognosen einzelner Subtypen des Insults sind bisher nur in wenigen Studien bearbeitet worden (Berlit et al.1986, Bamford et al. 1987, Gandolfo et al. 1988, Fieschi et al. 1988, Tuhrim et al. 1988, Meyer et al. 1988, Bogdahn et al.1989). Auch liegen einzelne Studien über verschiedene Altersgruppen vor. So zeigte sich in einem Kollektiv von 70 Patienten welche zum Zeitpunkt des Insults jünger als 40 Jahre waren, dass nach einem Beobachtungszeitraum von 7 Jahren immerhin 78,4% voll arbeitsfähig waren (Auff et al. 1984). Auch andere Studien über das weitere Schicksal jüngerer Insultpatienten zeigen zumeist ein verhältnismässig günstiges Langzeitergebnis (Howard et al. 1985, Zeiler et al.1986, Bogousslavsky and Regli 1987, Ferro et al.1988).
Gresham et al. (1980) untersuchten verschieden gewichtete ADL-Skalen (v.a. von Katz und Barthel) und fanden in der Framingham Kohorte keine signifikanten Unterschiede bezüglich des Anteils an ADL-Unabhängigen nach Schlaganfall. Die genannten ADL-Skalen haben im Vergleich zu anderen eine sehr starke Verbreitung gefunden und es scheint derzeit nicht leicht möglich, andere Skalen zu benützen oder zu validieren, da damit die Vergleichsmöglichkeiten mit anderen Studien erschwert werden. Es soll dennoch darauf hingewiesen werden, dass die ADL-Erfassung nach Katz und nach Barthel zwar zur Erfassung einer allgemeinen Behinderung in der sozialen Selbständigkeit bei alten chronisch Kranken ausreichend sein mag (die Katz'sche Skala wurde ja vorerst für alte Menschen nach Schenkelhalsfraktur entwickelt), jedoch erfassen diese Skalen nicht die besonderen neurologischen Ausfälle und sozialen Behinderungen wie Einschränkung der Kommunikationsfähigkeit oder Verlust des Sprachverständnisses. Deshalb ist es erforderlich, bei Insultpatienten weitere Skalen oder Summenscores anzuwenden, die auch solche spezifischen Defizite miterfassen (Yarnell and Friedman 1987, Wade et al. 1988).

Schliesslich sei auch hinzugefügt, dass die nach einem Insult erreichten ADL-Werte wenig über die soziale Integration und die subjektive Zufriedenheit der Betroffenen aussagen (Starr et al.1983, Silliman et al.1987, Heinemann et al.1987). Werden die ADL-Aktivitäten soweit gefasst, dass z.B. auch das Führen eines Haushalts und das Einkaufen einbezogen werden, spricht man von "instrumentaler ADL" (IADL) (Gresham 1986). Die Entwicklung solcher Indizes ist wahrscheinlich für die quantitative Beurteilung ergotherapeutischer und sozialarbeiterischer Massnahmen von Bedeutung. Einen besonderen Vorteil bietet die Rankin-Skala (Rankin 1957), die in den Nachuntersuchungen der Klosterneuburger SDB verwendet wird. Solche und ähnliche Skalen stellen ein Mass der erreichten Unabhängigkeit dar, vielmehr als einen Summenscore über erfolgreich durchgeführte Einzelaufgaben. Der Vorteil einer solchen Skala ist, dass auf frühere selbständig durchgeführte Aktivitäten im Vergleich eingegangen werden kann und dass auch psychische Einbussen Berücksichtigung finden (Van Swieten et al. 1988).

In einer Untersuchung über die Lebenszufriedenheit von 62 Langzeitüberlebenden nach Schlaganfall in Schweden(Viitanen et.al. 1988) bestand die grösste Unzufriedenheit im globalen, sexuellen und im Freizeitbereich. Darüberhinaus bestand ein Zusammenhang zwischen anhaltender motorischer Beeinträchtigung, ADL-Score und Lebensunzufriedenheit. Ein Teil der globalen Unzufriedenheit zeigte sich jedoch auch bei den nichtbehinderten Schlaganfallüberlebenden, woraus geschlossen wird, dass diese Unzufriedenheit nicht direkt aus den Schlaganfallfolgen, sondern aus der sozialen Stellung älterer Menschen resultiert. Als Einschränkung sei jedoch angeführt, dass eine solche Untersuchung stets nur Patienten berücksichtigen kann, die über eine ausreichende Kommunikationsfähigkeit verfügen. Denn sich selbst seiner Umgebung verständlich zu machen, sowie das Gesprochene aus der Umgebung zu verstehen, ist eine der wichtigsten Fähigkeiten, die durch einen Insult beeinträchtigt werden können. In der Framingham Kohorte waren in der Langzeit-Follow-up Untersuchung immerhin 18% der Patienten dysphasisch und 16% dysarthrisch (Gresham 1986). Deshalb sind Eigenbeurteilungsskalen nach Insult nur eingeschränkt verwertbar, da eben jene in der Kommunikation beeinträchtigte Gruppe herausfällt.

Rückbildungsmuster aphasischer Störungen (Kertesz and McCabe 1977) und der weitere Krankheitsverlauf von insultbedingten Aphasikern ist Gegenstand eigener Untersuchungen (Pickersgill and Lincoln 1983, Wade et al. 1986, Oder et al.1988).

Psychosoziale Funktionen umfassen eine grössere Zahl komplexer und voneinander beeinflusster Tätigkeiten, deren Beeinträchtigung oft grösser ist, als durch das Ausmass der vorhandenen körperlichen Defizite erklärbar wäre. Zweifellos besteht ein Zusammenhang zwischen psychosozialer Beeinträchtigung und Depression (Feibel und Springer 1981, Starr et al.1983, Allen 1984, Parikh et al. 1987, Baumgartner et al. 1988). Ein geeignetes und validiertes Erfassungsinstrument für die Begleitdepression nach Schlaganfall ist für den deutschen Sprachraum bisher nicht entwickelt. In den USA ist zur Erfassung der Begleitdepression in der NINCDS Stroke-Data-Bank eine ausführliche Skala validiert (Shinar et al.1986).

Die partnerschaftlichen und sexuellen Probleme bei Insultpatienten sind bisher nur vereinzelt untersucht worden (Bray 1981, Binder 1984, Williams and Freer 1986). Übereinstimmung besteht darin, dass bisher viel zuwenig Information und Verständnis über die sexuellen Probleme von Insultpatienten vorhanden ist. Viele von den die weitere Lebensqualität beeinflussenden Faktoren hängen von der Fähigkeit ab, die neurologische Beeinträchtigung in einem gewissen Ausmass als Behinderung zu akzeptieren. Dies geht umso leichter, je bereitwilliger die Umgebung einen sinnvollen Verbleib innerhalb der sozialen Strukturen ermöglicht. Der Umgang mit der Behinderung und den gesellschaftlichen Vorurteilen dieser Behinderung gegenüber ist vorwiegend eine Aufgabe von Selbsthilfeorganisationen bzw. der Angehörigen. Diese Gruppenbildungen sind von grosser Wichtigkeit für das Selbstwertgefühl, für das Formulieren gemeinsamer Bedürfnisse und für die Möglichkeit, soziale und rechtliche Änderungen zugunsten der Betroffenen durchzuführen.

Diskriminanzanalyse klinischer Indizes

Multivariate Verfahren können angewendet werden, um die prognostische Bedeutung des Vorliegens oder des Ausprägungsgrades eines Symptoms für den Gesamtverlauf der Erkrankung zu erfassen. Dabei erhalten zusätzlich vorhandene Symptome eine für die Prognose unterschiedliche Gewichtung. Im Folgenden sollen die Ergebnisse einer Diskriminanzanalyse zweier relevanter Faktoren dargelegt werden: des Harnkontinenzstatus und der Gehfunktion. Denn die Restitution dieser zwei Funktionen nach einem zerebralen Insult stellt die Grundlage der sozialen und ADL-Unabhängigkeit dar. Im besonderen wird der Frage nachgegangen, ob nach dem Insultereignis bestimmte Prädiktoren eine anhaltende Harninkontinenz oder eine bleibende Unfähigkeit, in der Ebene kurze Strecken frei zu gehen, wahrscheinlich machen.

Material und Methode

236 Schlaganfallüberlebende aus der Pilot-Studie der SDB wurden für eine prognostische Studie herangezogen. Es handelt sich um alle konsekutiven Fälle von ischämischen Hemisphäreninsult, welche in der Zeit vom 1.3.1986 bis 31.12.1986 an der Neurologischen Abteilung des LKH Klosterneuburg behandelt worden waren. Patienten mit einer TIA, einem Insult des Hirnstamms oder des Kleinhirns, sowie Patienten mit einer primären Hirnblutung wurden ausgeschlossen. Es wurden lediglich Patienten nach einem Insult berücksichtigt, welche zuvor funktionell unabhängig waren und die Akutphase des Insults überlebten. Alle Patienten zeigten Symptome, die bekanntermassen häufig mit einem Hemisphäreninsult einhergehen. Darü-

berhinaus wurden nur jene Fälle berücksichtigt, bei denen zumindest eine kraniale CT (96% aller Fälle) und/oder eine angiographische Untersuchung von mindestens einem zerebralen Gefässgebiet (30,5% aller Fälle) vorlag. Patienten, bei denen das Insultereignis zum Zeitpunkt der Aufnahme länger als 28 Tage zurücklag, wurden ebenfalls ausgeschlossen.

Das Hauptinteresse bestand darin, jene prognostischen Variablen zu identifizieren und zu gewichten, die es ermöglichen, einen günstigen oder ungünstigen Zustand des Patienten zum Zeitpunkt der Entlassung aus dem Krankenhaus vorherzusagen.

In der Erstuntersuchung wurden folgende Parameter erfasst: Alter, Geschlecht, Seite der Läsion, Bewusstseinslage sowie klinische Hinweise auf Hirnödem. Die Bewusstseinslage wurde klassifiziert als : klar - somnolent - komatös - einfache Verwirrtheit oder Demenz. Darüberhinaus wurde in den meisten anderen Variablen darauf Bedacht genommen, lediglich festzustellen, ob ein bestimmtes Symptom vorhanden oder eine definierte Funktion durchführbar ist. Es wurde angenommen, dass die Interraterverlässlichkeit bei einer einfachen (alternativen) Skalierung höher ist als bei solchen mit Zwischenmerkmalen. Es wurden daher nur in besonderen Fällen, in denen eine hohe prognostische Relevanz erwartet wurde, Zwischenmerkmale eingeführt. In der Regel jedoch wurde lediglich festgestellt, ob ein Symptom vorhanden oder eine Funktion durchführbar ist.

Weitere erfasste Merkmale waren: Hemiplegie, schlaffer Tonus des paretischen oder plegischen Beins, proximale Beweglichkeit des Armes (aktive Schulterabduktion im Liegen), distale Beweglichkeit des Armes (Heben derHandfläche gegen die Schwerkraft), Feinmotilität der Hand (zumindest sichtbare Flexion und Extension des Digitus I oder II), Pyramidenzeichen beidseits, Aphasie/Globalaphasie, Dysarthrie, konjugierte Blickparese, visueller Neglect, Anosognosie, Harninkontinenz (kontinent; inkontinent = ständige Unfähigkeit der Kontrolle über die Blasenfunktion; zeitweise inkontinent = zeitweise Unfähigkeit der Kontrolle über die Blasenfunktion; "derzeit Dauerkatheter" = Inkontinenz derzeit wahrscheinlich). Weiters erfasst wurde das Körpergewicht (Adipositas, annähernd Normalgewicht, Kachexie).

Die weiteren Untersuchungen folgten in der 6.- 8. Woche nach dem Insult, die Letztuntersuchung in der 12. Woche post Insult, bei Entlassung in der Regel am Tag der Entlassung (durchschnittlich in der neunten Woche). In diesen Follow-up -Untersuchungen wurden zusätzlich die wichtigsten Selfcare und Mobilitätsfunktionen erhoben. Diese wurden regelmässig in der wöchentlichen Stationsbesprechung, an der das Krankenpflegepersonal und alle behandelnden Therapeuten und Ärzte teilnahmen, dokumentiert. Diese umfassen unter anderem die Selbständigkeit folgender Funktionen : Essen und Trinken, Harn- und Stuhlkontinenz, Transferfunktion, Ankleiden, Badezimmerfunktionen und das Gehen. Die Gehfunktion wurde nach

der Fähigkeit, in der Ebene 30m zu gehen, erfasst (alleine mit/ohne Stock; mit Hilfe einer Person; mit Hilfe zweier Personen; Gehen nicht möglich). Darüberhinaus wurde die Fähigkeit alleine oder mit fremder Hilfe Stiegen zu steigen vermerkt. Zusätzlich wurde erhoben, ob nach klinischen Kriterien ein organisches Psychosyndrom vorliegt (Verwirrtheit oder Demenz) oder eine ausgeprägte Begleitdepression. Falls eine Aphasie vorlag, wurde gemeinsam mit den behandelnden Logopädinnen festgehalten, ob diese noch nachweisbar war oder sich gering, deutlich oder nicht gebessert hatte. Von den 236 Schlaganfallüberlebenden waren 125 Männer und 111 Frauen. Das Durchschnittsalter der Männer betrug 62,7 Jahre (Grenzen: 32 - 91 Jahre), das der Frauen 69,6 Jahre (Grenzen 35 - 87 Jahre). Die erhobenen Daten wurden mittels des Statistical Package for Social Sciences (SPSSX 1986) ausgewertet. Als exploratives multivariates Verfahren wurde die Diskriminanzanalyse gewählt.
Die Prädiktoren Harnkontinenzstatus und Gehfunktion wurden den erfassten Parametern gegenübergestellt. Die standardisierten Koeffizienten der Diskriminanzfunktionen wurden für die gesamte Population errechnet, ebenso wie für beide Geschlechter, sowie für die Altersgruppen unter und über 64 Jahre.

Harnkontinenzstatus

Von den 236 Patienten konnten 205 ausgewertet werden. Bei 25 Patienten war jeweils eine der Variablen nicht erhebbar. In 6 Fällen erfolgte keine verwertbare Zuordnung. Von den 205 Fällen waren am Ende des stationären Aufenthalts nach durchschnittlich 9 Wochen 157 kontinent, 20 zeitweise inkontinent, 2 inkontinent bzw. 26 mit Dauerkatheter. Für die als Prädiktorvariable gewählte Funktion Harninkontinenz ergab sich eine signifikante Diskriminanzfunktion (Tabelle 11: Alle: Chi-Quadrat = 122,3, DF = 48, p = 0.000; Männer: Chi-Quadrat = 54,8, DF =30, p = 0.0037; Frauen: Chi-Quadrat = 74,9, DF = 45, p = 0.0034). Ähnlich signifikant war eine Auftrennung nach Altersgruppen (unter 64 Jahre: Chi-Quadrat = 64,5, DF = 30, p = 0.0001; über 64 Jahre: Chi-Quadrat = 89,5, DF = 45, p = 0.0001).
Die für die Harninkontinenz gewichteten Faktoren der Diskriminanzanalyse zeigen keinen wesentlichen Unterschied zwischen der Gesamtstichprobe und einer Aufschlüsselung zwischen Männern und Frauen. Ebenso zeigte sich in einer weiteren Aufschlüsselung keine wesentlich verschiedene Gewichtung zwischen jenen Patienten,welche jünger als 64 Jahre alt sind und jenen, die älter sind als 64. Mittels dieser Faktorengewichtung ist es möglich, eine Vorhersage darüber zu treffen, welche Schlaganfallüberlebenden nach einer durchschnittlich neunwöchigen Behandlung ständig oder zeitweise harninkontinent sind. Dies ist für die Gesamtpopulation in 69,3% möglich (Tabelle 12).

Tabelle 11: Korrelation der Harninkontinenz mit den gewichteten Koeffizienten der Diskriminanzfunktion (Reihung der Prädiktoren nach ihrer Bedeutung für die Prognose. Je höher der Wert, desto positiver oder negativer ist der Beitrag der Variablen)

	Funktion 1 (Alle)	Funktion 1 (Männer)	Funktion 1 (Frauen)
Harninkontinenz -Akutphase	.68218	.63237	.66707
Bewusstseinstrübung	.48131	.51685	.41105
Hemiplegie	.37490	.31518	.40017
prox.Motilität d.Armes	-.35091	-.39616	-.27530
klin.Hirnödemzeichen	.32891	.38756	.26430
schiaffer Beintonus	.30196	.25078	.30580
konjugierte Blickparese	.29253	.33728	.23532
dist.Motilität d.Armes	-.28339	-.30664	-.23276
Alter 64 Jahre	.27505	.24258	.27928
kein Normalgewicht	.24391	.16826	.26614
Feinmotilität d.Armes	-.23740	-.22840	-.22083
Pyramidenzeichen bds.	.17301	.27524	.08795
Aphasie/Dysphasie	.15921	.11593	.19028
Linkshirnige Läsion	.15880	.27915	.05230
Männliches Geschlecht	-.01119	-----	-----
Dysarthrie	-.00698	.00000	.00543

Tabelle 12: Zahl der Fälle von Schlaganfallüberlebenden, die nach durchschnittlich neun Wochen mittels Diskriminanzfunktionsanalyse in ihrem Harnkontinenzstatus einer von drei Gruppen zugeordnet werden können (n = 205, Angaben in Absolutzahlen, Prozentsätze in Klammer)

Tatsächliche Gruppe	n(%)	Vorhergesagte Gruppenzugehörigkeit n(%)		
		1	2	3
1 kontinent	157 (77)	121 (77)	23 (15)	13 (8)
2 zeitweise inkont.	20 (10)	6 (30)	9 (45)	5 (25)
3 inkont.	28 (13)	0 (0)	6 (22)	22 (78)

Eine korrekte diskriminanzanalytische Zuordnung zum Harnkontinenzstatus war in den nach Geschlecht getrennten Subpopulationen ähnlich hoch. Für Männer war dies in 71,2% und für Frauen in 74,3% aller Fälle möglich (Tabelle 13 und 14). Allerdings zeigte die Diskriminanzanalyse nach Alters-

Tabelle 13: Zahl der männlichen Schlaganfallpatienten mittels Diskriminanzfunktionsanalyse in ihrem Harnkontinenzstatus einer von drei Gruppen zugeordnet (n = 104, Angaben in Absolutzahlen, Prozentsätze in Klammer)

Tatsächliche Gruppe	n(%)	Vorhergesagte Gruppenzugehörigkeit n(%)		
		1	2	3
1 kontinent	78 (75)	59 (76)	13 (17)	6 (7)
2 zeitweise inkont.	14 (13)	5 (36)	5 (36)	4 (28)
3 inkont.	12 (12)	0 (0)	2 (17)	10 (93)

Tabelle 14: Zahl der weiblichen Schlaganfallpatienten mittels Diskriminanzfunktionsanalyse in ihrem Harnkontinenzstatus einer von drei Gruppen zugeordnet (n = 101, Angaben in Absolutzahlen, Prozentsätze in Klammer)

Tatsächliche Gruppe	n(%)	Vorhergesagte Gruppenzugehörigkeit n(%)		
		1	2	3
1 kontinent	79 (78)	64 (82)	8 (10)	7 (8)
2 zeitweise inkont.	6 (6)	0 (0)	4 (67)	2 (33)
3 inkont.	16 (16)	0 (0)	7 (54)	9 (56)

gruppen eine unterschiedlich hohen Prozentsatz der richtigen Klassifizierung in den jeweiligen Kontinenzstatus. Für jene 95 Schlaganfallpatienten, welche jünger als 64 Jahre waren, konnte eine korrekte Gruppenzuordnung in 81,0% aller Fälle getroffen werden, hingegen bei der über 64-jährigen Gruppe von 121 Patienten lediglich in 63,6% der Fälle (Tabelle 15 und 16).

Tabelle 15: Zahl der unter 64-jährigen Schlaganfallpatienten mittels Diskriminanzfunktionsanalyse in ihrem Harnkontinenzstatus einer von drei Gruppen zugeordnet (n = 84, Angaben in Absolutzahlen, Prozentsätze in Klammer)

Tatsächliche Gruppe	n(%)	Vorhergesagte Gruppenzugehörigkeit n(%)		
		1	2	3
1 kontinent	71 (84)	61 (86)	9 (13)	1 (1)
2 zeitweise inkont.	10 (12)	3 (30)	5 (50)	2 (20)
3 inkont.	3 (4)	0 (0)	1 (33)	2 (67)

Tabelle 16: Zahl der über 64-jährigen Schlaganfallpatienten mittels Diskriminanzfunktionsanalyse einer von drei Gruppen zugeordnet (n = 121, Angaben in Absolutzahlen, Prozentsätze in Klammer)

Tatsächliche Gruppe	n(%)	Vorhergesagte Gruppenzugehörigkeit n(%)		
		1	2	3
1 kontinent	86 (72)	62 (72)	17 (20)	7 (8)
2 zeitweise inkont.	10 (8)	3 (30)	6 (60)	1 (10)
3 inkont.	25 (20)	0 (0)	6 (24)	19 (76)

Aufgrund der diskriminanzanalytischen Untersuchung ergibt sich, dass bestimmte Symptome nach einem Hemisphäreninfarkt eine im zweiten bis dritten Monat ständig oder zeitweise anhaltende Harninkontinenz wahrscheinlich machen. Hierfür ist die anfänglich bestehende Harninkontinenz der mächtigste Indikator (Tab. 17).

Tabelle 17: Faktoren, welche in der Akut- und Subakutphase eines ischämischen Hemisphäreninsults eine zeitweilige oder bleibende Harninkontinenz mit hoher Wahrscheinlichkeit prognostizieren

Harninkontinenz in der Akutphase
Verminderte Bewusstseinslage
Hemiplegie
Klinische Hirnödemzeichen
Unfähigkeit, den Arm proximal zu bewegen
Unfähigkeit, den Arm distal zu bewegen
Schlaffer Beintonus
Konjugierte Blickparese
Alter über 64 Jahre

Von geringerer Bedeutung sind: fehlendes Normalgewicht, fehlende Feinmotilität der Hand, beidseitige Pyramidenbahnzeichen, Aphasie oder Dysphasie, sowie Seite der Läsion und Geschlecht.
Aus den vorliegenden Daten ergibt sich, dass die genannten Faktoren bei den über 65-jährigen eine Vorhersage über eine anhaltende Inkontinenz lediglich in 63,6% der Fälle ermöglichen, hingegen in den unter 65-jährigen in 81,0% aller Fälle. Dies mag mit der Tatsache zusammenhängen, dass in der jüngeren Patientengruppe lediglich 4% ständig inkontinent waren, in der älteren Gruppe hingegen 20%. Als weitere Erklärungsmöglichkeiten für die verhältnismässig geringere prognostische Trefferquote bei den älteren Insultpatienten können sowohl extrazerebrale als auch zerebrale Ursachen angeführt werden:

1.Extrazerebrale Ursachen der Inkontinenz:

Die Rate an pulmonalen und anderen Komplikationen ist bei älteren Insultpatienten höher. Es könnte daher ein Anteil der Inkontinenz in der seneszenten Gruppe darauf zurückzuführen sein, dass wegen der komplikationsbedingten Bettlägerigkeit ein Dauerkatheter aus Pflegegründen noch belassen wurde. Urologische Ursachen (Prostatahypertrophie) kämen zwar bei älteren Männern ebenfalls als Miktionshindernis in Frage, allerdings ist in der gegenwärtigen Studie die Wahrscheinlichkeit hierfür gering, da nur Patienten berücksichtigt wurden, welche vor dem Insult über eine normale Blasenkontrolle verfügten. Es kann allerdings nicht ausgeschlossen werden, dass anticholinerg wirksame Medikamente (v.a. Antidepressiva) eine latente Miktionsstörung aktivieren. Als weitere Ursache einer extrazerebralen Miktionsstörung kommt eine zervikale Myelopathie in Frage, welche auf einer spondylogenen Stenose des Spinalkanals beruht. Auch eine neurogene Schwäche des Beckenbodens kann häufig eine Stuhl- ebenso wie eine Harninkontinenz verursachen (Laurberg et al. 1988).

2.Zerebrale Ursachen der Inkontinenz:

Obwohl die Mechanismen der kortikalen Kontrolle über die willkürliche Miktion nur teilweise bekannt sind (Zech-Uber et al.1989), wird die Harninkontinenz nach einem Insult häufig mit bilateralen frontalen Läsionen oder mit einer Hirnstammbeteiligung in Zusammenhang gebracht (Moisey and Rees 1978; Tsuchida et al. 1983). Zur Klärung der Frage, welche Schädigung von Hirnstrukturen beim Hemisphäreninsult am ehesten mit einer Inkontinenz einhergeht, untersuchten Reding et al. (1987) 54 konsekutive Patienten nach unilateralem Hemisphäreninsult. Inkontinente Patienten wurden ein Monat nach dem Insult mittels Zystometrie und Elektromyographie des urogenitalen Diaphragmas untersucht. Es fanden sich einerseits fehlende Detrusoraktivität bei voller Blase (mit und ohne Bewusstsein der vollen Blase) und andererseits eine ungehemmte ständige Detrusoraktivität, welche auch bei entleerter Blase anhielt. Für diese zentral bedingten Sphinkter-Detrusor Dyssynergien bestand eine signifikante Korrelation mit den in der Akutphase vorhandenen Symptomen Hemiplegie, propriozeptive Störung und visueller Neglect. Diese drei Faktoren erlaubten - ähnlich der vorliegenden Studie - eine Voraussage über den Bestand der Inkontinenz nach einem Monat mit 70% Wahrscheinlichkeit. In der Studie von Reding et al. (1987) wurde jedoch eine weitere Auswertung mittels CT durchgeführt. Interessanterweise bestand kein signifikanter Zusammenhang zwischen der Inkontinenz nach einem Monat und der ursprünglich mittels CT sichtbaren Lokalisation der zerebralen Läsion. Weder die Lateralität noch die Grösse der Läsion waren ein entscheidender Prädiktor. Es zeigte sich auch kein Hirnlappen bevorzugt betroffen. Dennoch vermuten die Autoren, dass das Vorliegen eines propriozeptiven Defizites am Entstehen der zerebral bedingten Harninkontinenz beteiligt ist und dass somit wahrscheinlich eine parietale kortikale Funktionsstörung als entscheidend für die zentrale autonome Blasenregulation angesehen werden kann.
Insgesamt zeigt sich, dass die Harninkontinenz ein entscheidender prognostischer Faktor des Hirninfarkts ist. Sowohl die funktionelle Selbständigkeit (Wade et al.1987) als auch viele weitere Determinanten sind von der intak-

ten Blasenkontrolle nach einem Insult beeinflusst. Nur wenige Studien haben eine gestörte zentrale Kontrolle der Blasenfunktion mitberücksichtigt (Jungbloed 1986). Wade et al. (1987) haben in einer unausgelesenen Kohorte von Schlaganfallpatienten als entscheidende prognostische Indikatoren für die ADL-Selbständigkeit die Harninkontinenz, das Alter, die Armfunktion und den IQ gefunden.

Noch weniger ist über die Bedeutung der Stuhlinkontinenz bekannt. Die prognostische Bedeutung dieser Störung wurde lediglich in einer weiteren Studie gewürdigt. Henley et al. (1985) fanden mittels Diskriminanzanalyse bei über 172 Patienten die erhaltene Stuhlkontrolle als einen der bedeutsamsten Prädiktoren für einen funktionell günstigen Gesamtzustand sechs Wochen nach dem Insultereignis. Von ähnlich bedeutsamer Gewichtung für die Prognose waren eine anhaltende Bewusstseinsstörung, eine konjugierte Blickparese und eine schlaffe Beinparese.

Zur Prävalenz und prognostischen Bedeutung der Harninkontinenz nach Insult liegen bisher keine ätiologieorientierten grösseren Studien vor. Es wäre für weitere therapeutische Studien von Bedeutung, mehr über die verschiedenen Arten der Harninkontinenz und deren natürlichen Verlauf über längere Zeit zu erfahren. Bisher ist lediglich aus der Untersuchung von Reding et al.(1987) an einem sehr selektioniertem Krankengut bekannt, dass Patienten mit einem rein motorischen Hemisyndrom nach einem Monat lediglich in 10% aller Fälle eine Harninkontinenz aufweisen, Patienten nach Territorialinfarkten hingegen mit einer Häufigkeit von 70%.

Gehfunktion

Von den 236 Patienten konnten 203 ausgewertet werden. In 8 Fällen war keine verwertbare Zuordnung erfolgt und in weiteren 25 Fällen war mindestens einer der für die Diskriminanzfunktionsanalyse erforderlichen Parameter nicht vorhanden. Von den 203 Fällen waren am Ende des stationären Aufenthalts durchschnittlich neun Wochen nach dem Insultereignis 124 bezüglich der Gehfunktion selbständig. Als selbständig wurden alle Patienten zusammengefasst, die alleine ohne Hilfe anderer Personen mindestens 30 Meter auf gerader Ebene mit oder ohne Zuhilfenahme eines Vierpunktstocks gehen konnten (Gruppe 1). Auch Patienten, welche in ihrer Gefunktion besser waren (z.B. selbständiges Stiegensteigen), wurden in diese Gruppe gereiht. 47 Patienten konnten lediglich mit Hilfe anderer Personen diese Wegstrecke zurücklegen (Gruppe 2) und 32 Patienten war das Gehen in jeder Form nicht möglich (Gruppe 3).

Für die als Prädiktorvariable gewählte Funktion Gehen (Gruppe 1-3) ergab sich eine signifikante Diskriminanzfunktion (Alle: Chi-Quadrat= 138,3, DF=32, p=0.0000; Männer: Chi-Quadrat= 86,6, DF=30, p=0.0000;

Frauen: Chi-Quadrat = 82,3, DF=30, p=0.0000). Die gewichteten Faktoren sind in Tabelle 18 aufgelistet. Tabellen 19 bis 23 zeigen, dass eine ähnlich hohe Signifikanz auch bei Aufteilung nach Geschlecht oder Aufteilung nach Altersgruppen unter und über 64 Jahre besteht (unter 64 : Chi-Quadrat = 63,3, DF=30, p=0.0004; über 64 : Chi-Quadrat: 107,4, DF=30, p=0.0000). Mittels dieser Faktorengewichtung war es möglich, eine richtige Vorhersage über die Gruppenzugehörigkeit bei der Gesamtpopulation in 68,0% zu treffen. Die entsprechenden Quoten für die weiteren Aufschlüsselungen sind: Männer: 68,0%; Frauen: 66,0%; unter 64 Jahre: 72,3%; über 64 Jahre: 70,0%.

Tabelle 18: Korrelation der Gehfunktion mit den gewichteten Koeffizienten der Diskriminanzfunktion (Reihung der Prädiktoren nach ihrer Bedeutung für die Prognose. Je höher der Wert, desto positiver oder negativer ist der Beitrag der Variablen)

	Funktion 1 (Alle)	Funktion 1 (Männer)	Funktion 1 (Frauen)
Harninkontinenz	.69559	.54213	.76765
prox.Motilität des Arms	-.50613	-.45715	-.48318
Hemiplegie	.49264	.40136	.54685
dist.Motilität des Arms	-.46414	-.44836	-.41984
schlaffer Beintonus	.38300	.38942	.36614
Feinmotilität d.Arms	-.36582	-.36747	-.34812
konjugierte Blickparese	.24822	.21325	.30169
Bewusstseinstrübung	.24115	.24246	.17798
Alter >64 Jahre	.20531	.21855	.13210
klin.Hirnödemzeichen	.18092	.16129	.15527
Linkshirnige Läsion	.16902	.20393	.07713
Pyramidenzeichen bds.	.14041	.19597	.06388
kein Normalgewicht	.11997	.09411	.12618
Dysphasie/Aphasie	.02304	.03333	.01465
männliches Geschlecht	-.01940	----	----
Anarthrie/Dysarthrie	-.01473	-.07556	.05542

Tabelle 19: Zahl der Fälle von Schlaganfallüberlebenden, die nach durchschnittlich neun Wochen mittels Diskriminanzfunktionsanalyse in ihrer Gehfunktion einer von drei Gruppen zugeordnet werden können (n = 203, Angaben in Absolutzahlen, Prozentsätze in Klammer)

Tatsächliche Gruppe	n(%)	Vorhergesagte Gruppenzugehörigkeit n(%)		
		1	2	3
1 Freies Gehen	124 (61)	96 (78)	24 (19)	4 (3)
2 Gehen mit Hilfe	47 (23)	15 (32)	18 (38)	14 (30)
3 Gehunfähig	32 (16)	1 (3)	7 (22)	24 (75)

Tabelle 20: Zahl der männlichen Schlaganfallpatienten mittels Diskriminanzfunktionsanalyse in ihrer Gehfunktion einer von drei Gruppen zugeordnet (n = 103, Angaben in Absolutzahlen, Prozentsätze in Klammer)

Tatsächliche Gruppe	n(%)	Vorhergesagte Gruppenzugehörigkeit n(%)		
		1	2	3
1 Freies Gehen	67 (65)	52 (78)	13 (19)	2 (3)
2 Gehen mit Hilfe	18 (17)	5 (28)	6 (33)	7 (39)
3 Gehunfähig	18 (17)	1 (6)	5 (28)	12 (66)

Tabelle 21: Zahl der weiblichen Schlaganfallpatienten mittels Diskriminanzfunktionsanalyse in ihrer Gehfunktion einer von drei Gruppen zugeordnet (n = 100, Angaben in Absolutzahlen, Prozentsätze in Klammer)

Tatsächliche Gruppe	n(%)	Vorhergesagte Gruppenzugehörigkeit n(%)		
		1	2	3
1 Freies Gehen	57 (57)	44 (77)	10 (18)	3 (5)
2 Gehen mit Hilfe	29 (29)	12 (41)	10 (34)	7 (24)
3 Gehunfähig	14 (14)	0 (0)	2 (14)	12 (86)

Tabelle 22: Zahl der unter 64-jährigen Schlaganfallpatienten mittels Diskriminanzfunktionsanalyse in ihrer Gehfunktion einer von drei Gruppen zugeordnet (n = 83, Angaben in Absolutzahlen, Prozentsätze in Klammer)

Tatsächliche Gruppe	n(%)	Vorhergesagte Gruppenzugehörigkeit n(%)		
		1	2	3
1 Freies Gehen	59 (71)	47 (80)	10 (17)	2 (3)
2 Gehen mit Hilfe	17 (21)	6 (35)	8 (47)	3 (17)
3 Gehunfähig	7 (8)	0 (0)	2 (29)	5 (71)

Tabelle 23: Zahl der über 64-jährigen Schlaganfallpatienten mittels Diskriminanzfunktionsanalyse in ihrer Gehfähigkeit einer von drei Gruppen zugeordnet (n = 120, Angaben in Absolutzahlen, Prozentsätze in Klammer)

Tatsächliche Gruppe	n(%)	Vorhergesagte Gruppenzugehörigkeit n(%)		
		1	2	3
1 Freies Gehen	65 (54)	51 (78)	13 (20)	1 (2)
2 Gehen mit Hilfe	30 (25)	9 (30)	13 (43)	8 (27)
3 Gehunfähig	25 (21)	0 (0)	5 (20)	20 (80)

Aufgrund dieser Wertungen ergibt sich, dass bestimmte Symptome nach einem ischämischen Hemisphäreninsult die Wahrscheinlichkeit der selbständigen Gehfunktion im zweiten bis dritten Monat nach dem Insult negativ beeinflussen (Tab. 24).

Tabelle 24: Faktoren, welche in der Akut- und Subakutphase eines ischämischen Hemisphäreninsults eine beeinträchtigte Gehfähigkeit prognostizieren

Harninkontinenz in der Akutphase
Unfähigkeit, den Arm proximal zu bewegen
Hemiplegie
Unfähigkeit, den Arm distal zu bewegen
Schlaffer Beintonus
Fehlende Feinmotilität der Hand
Konjugierte Blickparese
Verminderte Bewusstseinslage
Alter über 64 Jahre
Klinisch Hirndruckzeichen

Von geringerer Bedeutung sind das Fehlen eines annähernden Normalgewichts, beidseitige Pyramidenbahnzeichen, Aphasie, Dysphasie, Hemisphärenseite und Geschlecht.

Aus den vorliegenden Daten ergeben sich folgende Schlussfolgerungen:

1.Der Grossteil der Schlaganfallüberlebenden (nahezu zwei Drittel) ist in der Lage, nach durchschnittlich neun Wochen selbständig zu gehen, sei es mit oder ohne Zuhilfenahme eines Vierpunktstocks. Etwa ein Viertel benötigen die Hilfe anderer Personen für eine kurze ebene Wegstrecke.
2.Bei etwa 15% der Überlebenden ist keine Teilrestitution der Gehfunktion innerhalb dieser Zeit möglich. In dieser Gruppe waren vorwiegend ältere Patienten (über 64 Jahre) mit mehrfachen neurologischen Behinderungen inklusive häufiger Harninkontinenz.
3.Auch für die selbständige Gehfunktion ist der Harnkontinenzstatus in der Akutphase ein mächtiger Prädiktor und kann in Zusammenhang mit weiteren Faktoren die selbständige Gehfunktion in zwei Drittel aller Fälle vorhersagen.
4.Es ist zu berücksichtigen, dass die Patienten intensiv heilgymnastisch (sowie ergotherapeutisch und logopädisch) behandelt worden sind. Die dargestellten Wahrscheinlichkeiten stellen also nicht den "natürlichen" Verlauf der Erkrankung dar, sondern geben darüber Auskunft, inwieweit bei fachgerechter und intensiver Rehabilitation Erfolge zu erzielen sind. Dafür sind neben dem Vorliegen einer Harninkontinenz in der Akutphase in erster Linie motorische Kennfunktionen entscheidend. Ergebnisse bezüglich der Wiedererlangung der selbständigen Gehfunktion im weiteren Verlauf der Erkrankung werden im Abschnitt Langzeitprognose erörtert.

Kurzzeitprognose nach ätiologischen Kriterien

Funktionelle Skalen in der SDB

In der SDB Klosterneuburg werden zwei funktionelle Skalen verwendet: ein ADL-Score nach Barthel und ein Summenscore, der auf der ADL-Erfassung beruht und zusätzlich Kommunikationsverhalten und Sprachverständnis berücksichtigt. Es wurde davon ausgegangen, dass eine Beurteilung des funktionellen Zustands aussagekräftiger ist als eine Bewertung des Schweregrads neurologischer Ausfälle. Es wäre zwar wünschenswert, auch Profile über die Rückbildung neurologischer Defizite zu erhalten, jedoch erwies sich dies als zu aufwendig im klinischen Alltag. Lediglich Sprachstörungen werden in den Nachuntersuchungen sowohl klinisch als auch mittels des Aachener Aphasie Tests erfasst.

Im ADL-Score werden drei Schweregrade unterschieden (Abb.15). In der Regel ergeben sich keine Schwierigkeiten zu unterscheiden, ob ein Patient

SDB Schlaganfall Datenbank NÖ Landeskrankenhaus Klosterneuburg /Formular F/

ADL (Activities of Daily Living)

Code: 0 ... selbständig
1 ... braucht Hilfe
2 ... abhängig

Essen und Trinken	⊔	(Können Sie selbständig essen und trinken?
Obere Körperhälfte anziehen	⊔	(Können Sie ein Hemd/eine Bluse anziehen?)
Untere Körperhälfte anziehen	⊔	(Können Sie eine Hose/einen Rock anziehen?)
Selbstpflege	⊔	(Können Sie sich die Haare kammen und die Zähne pflegen?)
Waschen	⊔	(Können Sie sich selbst waschen?)
Perineale Hygiene	⊔	(Können Sie sich am WC selbst reinigen und die Kleider wieder anziehen?)
Transfer Sessel	⊔	(Können Sie von einem Sessel aufstehen/sich hinsetzen?)
Transfer WC	⊔	(Können Sie allein das WC benützen?)
Transfer Badewanne	⊔	(Können Sie allein in eine Badewanne hinein- und heraussteigen?)
Gehen 30 m	⊔	(Können Sie allein gehen?)
Stiegensteigen	⊔	(Konnen Sie Stiegensteigen?)
Rollstuhlmobilität (wenn nicht zutrifft 0)	⊔	(Wenn Sie in einem Rollstuhl sind, können Sie sich selbst darin fortbewegen?)
Harnkontinenz	⊔	(Konnen Sie den Harn kontrollieren?)
Stuhlkontinenz	⊔	(Können Sie den Stuhl kontrollieren?)
Score: 0 – 28 Punkte	**F 27** ⊔⊔	

Abb. 15: Activities of Daily Living (ADL) Skala der SDB

in einer bestimmten Funktion selbständig oder abhängig ist. Ist er jedoch auf Hilfe angewiesen, dann wird darunter verstanden, dass er die Hilfe eines anderen Menschen für diese Funktion benötigt. Der Patient führt dann mindestens die Hälfte der Funktion selbst aus. Wäre ihm allerdings die Durchführung der jeweiligen Funktion ohne fremde Hilfe überhaupt nicht möglich (z.B. Vorschneiden des Essens), dann wird der Patient in dieser Funktion (z.B. Essen) als von fremder Hilfe abhängig bewertet. Die erzielten Punkte werden mit einem für jede Funktion gewichteten Faktor multipliziert und das erreichbare Maximum stellt einen Punktewert von 100 dar. Dieser Wert wird in der vorliegenden Untersuchung ebenso wie in anderen Untersuchungen als "ADL-Unabhängigkeit" aufgefasst.

Zusätzlich wird ein von der NINCDS-Data Bank entworfener und gering vereinfachter 12-stufiger Schlaganfall-Schweregrad-Score (Stroke-Severity-Scale) verwendet (SDB Manual of Operations). Der Zweck dieser zusätzlichen Skala ist, einen Summenscore darüber zu erhalten, inwieweit die neurologischen Folgen eines Insults mit den persönlichen und sozialen Funktionen interferieren. Die Verwendung dieser Skala soll einen Index über den neurologisch-funktionellen Zustand für wiederholte Untersuchungen ergeben. Um das Ausmass des Schweregrads festzustellen, werden fünf Bereiche getrennt beurteilt (Abb. 16).

SDB Schlaganfall Datenbank NÖ Landeskrankenhaus Klosterneuburg /Formular F/

SCHLAGANFALL SEVERITY SCALE:

Schweregrad	Fähigkeit, alle ADL Punkte zu erfüllen	Beeinträchtigung
01	ja	keine
02	nein	keine
03	ja	nur im Kommunikationsbereich
04	ja	nur im Sprachverständnisbereich
05	nein	entweder im Kommunikations- oder Sprachverständnisbereich
06	nein	in einem Bereich außer Kommunikation oder Sprachverständnis
07	nein	in zwei Bereichen
08	nein	in drei Bereichen
09	nein	in vier Bereichen
10	nein	in allen fünf Bereichen
11	nein	reduziertes Bewußtsein (inkl. Demenz)
12	nein	verstorben

Score: 1–12· **F 44** |__|__|

Definition:

Fahigkeiten alle ADL Funktionen zu erfüllen:
alle ADL-items werden selbständig duchgeführt (Code: 0),
Heilbehelfe sind jedoch zulässig (z.B. Vierpunktstock)

Beeintrachtigung·
Bereich a: kann nicht selbständig essen, braucht Hilfe
Bereich b: unfähig selbständig zu baden, sich anzuziehen, oder Toilette zu benutzen
Bereich c· Fortbewegung: unfähig zu gehen oder sich selbst im Rollstuhl fortzubewegen oder Transfer vom Sessel durchzuführen.
Bereich d: Kommunikation: unfähig mit anderen Menschen ohne Hilfe zu kommunizieren.
Bereich e: Sprachverständnis: Unfähig, gesprochene Sprach zu verstehen.

Die Stroke Severity Scale beruht auf der ADL-Erfassung, berücksichtigt das Kommunikationsverhalten und das Sprachverständnis und erlaubt eine bessere Abstufung im behinderten Bereich.

Abb. 16: Schlaganfall-Schweregrad-Skala (SSS) der SDB

Material und Methode

In der SDB Klosterneuburg werden konsekutiv alle Insultpatienten aufgenommen, bei denen das Insultereignis nicht länger als 28 Tage zurückliegt. Ein ADL- und ein Schlaganfall-Schweregrad-Score (SSS) werden jeweils am Eintrittstag, sowie nach vier und acht Wochen erhoben. Bei früherer Entlassung werden die entsprechenden Scores am Entlassungstag erhoben. Die stationäre Erhebung wird in jedem Fall spätestens in der zwölften Woche nach dem Insult abgeschlossen. Dadurch ergeben sich Datencluster, die trotz des variablen Eintrittsdatums nicht länger als vier Wochen auseinanderliegen. Follow-up Untersuchungen sind in jährlichen Abständen geplant und orientieren sich an den definierten Endpunkten Reinsult und Tod.

Ergebnis

In einer ersten Auswertung wurden alle Patienten, die zwischen dem 1. März 1988 und dem 30. April 1989 stationär erhoben wurden, durchgesehen. Es waren dies 265 Patienten mit einem Durchschnittsalter von 67,7 (SD 10,9) Jahren, die Altersgrenzen rangierten zwischen 31 und 90 Jahren. Es waren 125 männliche (47,1%) und 140 weibliche Patienten (52,9%). Das Durchschnittsalter der männlichen Patienten betrug 67.5 (SD 11,1), dasjenige der weiblichen Patienten 69,8 (SD 10,0) Jahre.

Die Häufigkeit verwendeter Zusatzuntersuchungen zeigt Tabelle 25. Bei lediglich drei der 265 Patienten konnte keine CT durchgeführt werden. Diese drei Patienten waren akut nach der Einlieferung verstorben und es bestanden in allen drei Fällen Obduktionsbefunde. Somit kann die CT-Untersuchungsrate in der bisher ausgewerteten SDB als 100% angesehen werden und ist auch dadurch der NINCDS Stroke Data Bank (Foulkes et al.1988) vergleichbar. Die angiographische Untersuchungsrate hingegen war verhältnismässig niedrig und lag knapp über 10% aller Fälle. Hingegen werden neurosonologische Verfahren routinemässig eingesetzt, sodass lediglich 7,5% aller Fälle (meist primäre Hirnblutungen) derzeit ohne Gefässbefund sind. Die routinemässig verwendete Methode stellt die c-w Dopplersonographie dar. Ab Mitte 1989 kommen auch routinemässig die Duplex- und die transkranielle Sonographie zur Anwendung.

Nach der Schlaganfallätiologie (für Definitionen siehe Anhang I) sind die Patienten in Tabelle 26 aufgelistet. Jene Patienten mit wahrscheinlich multipler Ätiologie fassen jene Patienten zusammen, welche multiple Schäden am CT aufweisen, häufig multimorbid sind und daher nicht einer klaren ätiologischen Gruppe zugeordnet werden können. Die Kategorie "Andere" umfasst zwei Patienten, wovon einer eine klinisch isolierte zerebrale Manifestation eines Lupus erythematodes zeigte und bei einem zweiten ein ischämischer Hirnstamminsult bei pontinen Teleangiektasien angenommen wurde.

Tabelle 25: Untersuchungsraten mittels CT, Gefässsonologie (meist c-w-Doppler) und Angiographie bei 265 prospektiv erfassten Schlaganfallpatienten (Angaben in Absolutzahlen, Prozentsätze in Klammer)

	n	(%)
CT	262	(98,9)
Nur Ultraschall	215	(81,1)
Nur Angiographie	4	(1,5)
Ultraschall + Angiographie	26	(9,6)
Kein Gefässbefund	20	(7,5)

Nach einem Zeitraum von 6,0 Wochen nach dem Insultereignis (SD 2,9 Wochen) waren 23 Patienten (8,6%) verstorben, 20 davon nach einem Erstinsult und drei weitere nach einem Reinsult. Von den 242 die ersten sechs Wochen überlebenden Patienten war bei 44 Patienten ein Vorinsult bekannt. Es wurden in der Folge lediglich die prognostischen Daten der 198 Überlebenden nach Erstinsult ausgewertet.

Tabelle 26: Ätiologische Zuordnung von 265 Insultpatienten (Angaben in Absolutzahlen, Prozentsätze in Klammer)

	n (%)
Infarkt,keine Ursache gefunden	76 (28)
Infarkt durch atherosklerotische Veränderungen der grossen Gefässe oder Hauptäste	42 (16)
Infarkt durch kardiogeneEmbolie	43 (16)
Lakunärer Infarkt	69 (26)
Primäre Hirnblutung	15 (6)
Multiple Ätiologie	18 (7)
Andere	2 (1)

Ein Vergleich der ätiologischen Subgruppen nach Alter und nach dem Zeitraum zwischen dem Auftreten des Insults und der stationären Aufnahme an der neurologischen Abteilung (Eintrittsdatum in die SDB) gibt Tabelle 27 wieder. Mittels Varianzanalyse wurden die ätiologischen Gruppen auf Altersunterschiede geprüft. Gegenüber der Gruppe der primären Hirnblu-

Tabelle 27: Vergleichbarkeit der ätiologischen Subgruppierungen von 198 Schlaganfallüberlebenden nach Alter und nach dem Aufnahmezeitpunkt (Zeitraum Insult-Aufnahme in Tagen). Lediglich die Gruppe der primären Hirnblutungen ist vergleichsweise jünger. (+ = p < 0.05)

Ätiologie	Alter	Insult/Aufnahme
Unbekannt	67,6 (11,2)	10,8 (8,6)
ASKL	67,0 (12,0)	12,4 (8,5)
Kard.embolisch	68,5 (9,9)	12,1 (8,1)
Lakunär	68,5 (10,2)	12,6 (8,1)
Hämorrhagie	61,4 (9,9) +	14,6 (6,8)
Multipel u. andere	71,0 (11,2)	12,1 (8,5)
Alle	67,7 (10,9)	11,2 (3,3)

tungen zeigten einige Gruppen ein gering höheres Alter. Die übrigen ätiologischen Subtypen zeigten untereinander keine signifikanten Altersunterschiede. Ebenso ergaben sich keine signifikanten Unterschiede der einzelnen Subgruppen bezüglich des Zeitintervalls zwischen dem Auftreten des Insults und der Aufnahme als Patienten an der neurologischen Abteilung. In etwa einem Drittel aller Fälle ist die neurologische Abteilung das erstversorgende Krankenhaus. Insgesamt wurden 91 Patienten (34,4%) innerhalb der ersten Woche nach dem Insult aufgenommen.
Eine weitere Aufschlüsselung dieser Gruppen erfolgte nach dem SSS- Wert bei Eintritt in die Datenbank und zum Zeitpunkt der Entlassung nach durchschnittlich 6 Wochen (Tab. 28).

Tabelle 28: Vergleich der ätiologischen Subgruppen von 198 Schlaganfallüberlebenden nach dem errechneten Durchschnittswert des 12-stufigen Schlaganfall-Schweregrad-Score (SSS) bei Eintritt in die Datenbank und zum Zeitpunkt der Entlassung aus der stationären Behandlung nach durchschnittlich 6,0 Wochen nach dem Insultereignis. (* = p < 0.01). Standardabweichung in Klammer

Ätiologie	SSS-Aufnahme	SSS-Entlassung
Unbekannt	6,8 (2,7)	5,3 (2,9)
ASKL	7,6 (2,2)	6,0 (2,6)
Kard.embolisch	7,0 (2,0)	5,9 (3,0)
Lakunär	6,0 (2,5)	3,8 (2,7)*
Hämorrhagie	6,5 (2,2)	5,6 (2,4)
Multipel u. andere	7,8 (1,2)	6,0 (3,1)

Mittels des Student T-Tests zeigt sich für die SSS-Werte keiner einzelnen Gruppe ein signifikanter Unterschied im Aufnahmestatus. Im Entlassungsstatus hingegen besteht ein signifikant niedriger SSS-Wert lediglich für lakunäre Infarkte im Vergleich zu allen anderen Gruppen mit Ausnahme der Hirnblutungen (Unbekannt: $t = 2{,}38$, $p<0{,}05$; ASKL: $t = 3{,}30$, $p<0{,}01$; Kard.embolisch: $t = 2{,}80$, $p <0{,}01$; Multipel u.and.: $t = 2{,}15$, $p<0{,}05$). Dass kein signifikanter Unterschied zwischen der Kurzzeitprognose der lakunären Infarkte und Hirnblutungen besteht, ist wahrscheinlich durch die kleine Fallzahl und die Selektion prognostisch günstiger Hirnblutungen, die zur Rehabilitation überwiesen werden, bedingt. Eine weitere Aufschlüsselung der SSS-Werte erfolgte nach der Anzahl verbesserter Punkte im 12-stufigen Score. Es zeigte sich, dass 94 Patienten (47,6%) keine Änderung erfuhren, zwischen 1 und 3 Punkte Verbesserung erfuhren 53 Patienten (26,7%) und mehr als 4 Punkte Verbesserung erlangten schliesslich 45 Patienten (22,7%). Lediglich sechs Patienten der Überlebenden (3%) wurden mit einer Verschlechterung des Scores abgeschlossen. Auch hier zeigte sich, dass die Patienten mit der eindrucksvollsten Verbesserung im SSS-Wert jene mit lakunären Infarkten sind.

Eine weitere Aufschlüsselung wurde nach der Verbesserung in den ADL-Funktionen, die während des stationären Aufenthalts erreicht wurden, durchgeführt. Es zeigt sich eine grosse Streuung der verbesserten ADL-Fähigkeiten in allen Gruppen. Da die durchschnittliche Verbesserung nach Punkten keinen Rückschluss auf den Anfangszustand oder endgültigen Entlassungszustand erlaubt, wurde jener Anteil, der ADL-Unabhängigkeit erreichte, zusätzlich aufgelistet. Für alle Patienten gemeinsam zeigte sich ein ADL-unabhängiger Anteil von etwa 25%, hingegen für Patienten nach lakunärem Infarkt ein Anteil von 37% (Tab.29). Daraus folgt, dass Patienten nach einem lakunären Infarkt eine besondere Prognose zukommt, welche sich von allen anderen Subgruppen unterscheidet. Die verhältnismässig günstige Prognose lakunärer Infarkte im Vergleich zu allen anderen Territorialinfarkten erfordert eine besondere Berücksichtigung bei globalen Prognoseerstellungen nach "Schlaganfall", ebenso wie bei der Entwicklung und Anwendung klinischer Testprotokolle, da je nach Plazierung lakunärer Infarkte in die Verum- oder Placebogruppe durch die Besonderheit dieses klinischen Verlaufs ein systematischer Fehler entstehen würde. Denn der neben dem Alter die Prognose am entscheidendsten bestimmende Einzelfaktor ist die Ätiologie des Insults.

Allerdings ist bei etwa einem Drittel aller Insulte die Ätiologie nicht zu eruieren. Dies ist ein einheitliches und in mehreren Schlaganfallregistern bestätigtes Ergebnis (Mohr and Barnett 1986). Es ist zu erwarten, dass durch weitere Präzisierungen der ätiologischen Kategorien einerseits (z.B. routinemässige Anwendung der Echokardiographie) und durch weitere Beobachtung des "natürlichen" Verlaufs über einen längerfristigen Zeitraum andererseits, prognostische Kriterien eine weitere Aufschlüsselung der Kategorie "Ätiologie unbekannt" erlauben werden. Es ist zu vermuten, dass ein Teil der als ätiologisch ungeklärten Insulte in Hinkunft sich als kardiogen embolisch entstanden heraustellen können. Vorderhand jedoch stimmen wir mit Sacco et al. (1989) dahingehend überein, dass es wesentlich erscheint, die ätiologisch uneinheitliche und noch schlecht definierbare Gruppe als Gruppe bestehen zu lassen.

Tabelle 29: Durchschnittlicher Anteil der ADL-Unabhängigen nach ätiologischen Subgruppen von 198 Überlebenden nach Erstinsult während des stationären Aufenthalts von durchschnittlich 6,0 Wochen (Angaben in Prozent, Absolutzahlen in Klammer)

Ätiologie	Anteil der ADL-Unabhängigen
Unbekannt	18,3 (11/60)
ASKL	17,2 (5/29)
Kard.embolisch	20,6 (6/29)
Lakunär	37,7 (20/53)
Alle	24,4 (48/198)

Langzeitprognose

Der "Schlaganfall" ist nach wie vor eine Erkrankung, in deren Verlauf innerhalb der ersten dreissig Tage zwischen 15% und 30% sterben (Schoenberg und Schulte 1988). In den darauffolgenden Jahren sterben mehr Menschen, die einen Insult erlitten haben, als altersgleiche ohne Insult in der Vorgeschichte (Sacco et al.1982). Mit zunehmender Wahrscheinlichkeit, die Folgen eines Insults zu überleben (Garraway 1983a, 1983b, Garraway and Whisnant 1987), ist bei einer steigenden Zahl von Menschen mit insultbedingten Beeinträchtigungen zu rechnen, die für die Rehabilitation und Reintegration anfallen. Aus diesem Grund haben Langzeitprognosen eine zunehmende Bedeutung, da sie oft zur Rechtfertigung der langwierigen und kostspieligen Behandlung herangezogen werden. Die Erstellung solcher Prognosen - vor allem, wenn sie sich über eine Zeitdauer von mehreren Jahren erstrecken - ist durch eine Vielzahl sozialer und gesellschaftlicher Faktoren mitbestimmt. Darüberhinaus bedingt die Komplexität des menschlichen Gehirns eine Fülle verschiedener und sehr variabler Ausfälle, insbesondere auf psychischem Gebiet und die sprachliche Kommunikation betreffend. Die Prognose über längere Zeit schliesst daher auch andere zusätzliche Faktoren mit ein, die sich aus der Interaktion zwischen den neurologischen Ausfällen mit der sozialen Umwelt ergeben. Für die Problematik dieser Interaktion ist der Begriff "Sozialneurologie" vorgeschlagen worden (Barolin 1985, Barolin und Oder 1986).

Weitere Probleme in der Erstellung einer Langzeitprognose betreffen die Beurteilung der Ätiologie des Schlaganfalls. In den meisten bisherigen Studien sind vorwiegend atherothrombotische Hirninfarkte berücksichtigt. Zusätzlich beeinflusst die Komorbidität die funktionelle Beurteilung. So zeigt sich, dass das Bestehen von kardialen Erkrankungen und der arteriellen Hypertonie vor dem Erstinsult die Langzeitprognose ungünstig beeinflussen (Abu-Zeid et al.1978). In der Framingham Kohorte war die Zehnjahresüberlebensrate nach Schlaganfall 35% mit prognostisch besseren Chancen bei jenen ohne kardiovaskuläre Komorbidität (Sacco et al.1982). Roth et al.(1988) zeigten bei 132 Patienten nach Erstinsult, dass das Vorliegen einer koronaren Herzerkrankung auch die Ergebnisse einer Rehabilitationsbehandlung ungünstig beeinflusst. Jene Patienten mit Myokardinfarkt in der Vorgeschichte, mit Angina pectoris oder nach einer koronaren Bypassoperation hatten signifikant niedrigere ADL-Werte verglichen mit gleichaltrigen Patienten, welche ebensolange behandelt worden waren.
Psychosoziale Faktoren wie Frühpensionierung, Veränderung der partnerschaftlichen Beziehung inklusive der Sexualität, das Gefühl auf nachbarschaftliche Hilfe oder soziale Hilfsdienste angewiesen zu sein und vor allem die Depression, welche nach einem Insult signifikant höher ist (Feibel and Springer 1981, Robinson et al.1983, 1984, Starkstein et al.1988), sind entscheidende Faktoren, welche berücksichtigt werden müssen. Andere relevante Charakteristika sind Bildungsniveau, prämorbider beruflicher Status und andere erworbene Fähigkeiten. Zusätzlich gelten als "intrinsische" Charakteristika (Gresham 1986) der finanzielle Status des Patienten, die Möglichkeit der veränderten Umweltgestaltung, die Möglichkeit der Wohnungsadaptation und des Ankaufs verschiedener Hilfsmittel oder Heilbehelfe, sowie die Fähigkeit, sich Ablenkung zu verschaffen. Über den Einfluss solcher Charakteristika auf die Langzeitprognose bestehen bisher nahezu keine systematischen Untersuchungen.
Die Art der weiteren Unterbringung nach einem Insult ist eine anerkannte prognostische Variable. Die Unterbringung in einer Institution (Alters- oder Pflegeheim) wirkt sich nahezu regelmässig ungünstiger aus, als der Verbleib in der eigenen (adaptierten) Wohnung oder die Unterbringung bei hilfs- oder pflegebereiten Verwandten oder Bekannten. Henley et al. (1985) haben in einer Untersuchung an 172 ischämischen Insultpatienten die Frage darauf gerichtet, vorherzusagen, welche Kriterien - ausser den rein klinischen - eine Unterbringung in einer Institution für Langzeitpflege erforderlich machen. Es zeigte sich das hohe Alter hinsichtlich der Prognose als ungünstig, hingegen waren ein lebender Partner, die ursprüngliche ADL-Unabhängigkeit, und vor allem auch die durch den Therapeuten festgestellte

"Motivation" des Patienten signifikante Prädiktoren einer günstigen Prognose.

In einer eigenen Studie (Eisenstädter et al.1986) wurden 133 Patienten nach ischämischem Insult nach durchschnittlich 9,5 Monaten nachuntersucht. 15 Patienten (11%) waren innerhalb des Nachuntersuchungszeitraums verstorben. Von den verbliebenen 118 ehemaligen Patienten waren etwa die Hälfte mobil und konnten sich selbständig pflegen und versorgen. Weitere 33% waren zwar mobil, hatten soziale Kontakte ausserhalb des Wohnbereichs, verfolgten regelmässig das Weltgeschehen ,verblieben jedoch in bezug auf die tägliche Pflege hilfsbedürftig. Das immerhin interessanteste Ergebnis stellt die Tatsache dar, dass das Ausmass der sozialen Behinderung von der Gehfähigkeit nur gering beeinflusst ist. Dies trifft vor allem auf ältere Menschen zu, die keine sorgenden Anverwandten haben, sich unzureichend selbst pflegen können und deshalb auf institutionelle Pflege angewiesen sind. Daraus folgt aber, dass der prognostisch wichtigste Einzelfaktor in solchen Fällen sorgende Anverwandte sind: zur Erhöhung der Lebensmotivation einerseits und zur Hilfestellung andererseits. Dies resultierte aus dem Vergleich zwischen Privatlebenden und Heimbewohnern: mit oder ohne Hilfsmittel alleine zu gehen vermochten 87% der Privatlebenden und 73% der Heimbewohner. Allerdings hatten Privatlebende in 66% aller Fälle einen Ehepartner oder Lebensgefährten und in 86% einen gelegentlich sorgenden Anverwandten. Heimbewohner hingegen hatten nur in 5% einen Ehepartner oder Lebensgefährten und nur in 50% aller Fälle einen gelegentlich sorgenden Anverwandten. Ein solches Verhältnis von Familienstand, Mobilität und Self-Care nach einem Insult zeigt die Notwendigkeit der ergotherapeutischen Hilfe ausserhalb der stationären Pflege ebenso wie die Notwendigkeit einer organisierten nachbarschaftlichen Hilfe.

Aus dieser Untersuchung resultiert, dass die Vorstellung, eine Hemiparese bilde einen obligatorischen Restzustand nach Schlaganfall, keinesfalls für die Mehrheit der Überlebenden zutrifft. Es wurde auch in anderen Studien gezeigt, dass die meisten Insultpatienten nicht wesentlich gehbehindert sind. So haben die Langzeitergebnisse der Framingham-Studie ergeben, dass von den 148 Überlebenden nach Schlaganfall lediglich 67 eine Hemiparese aufweisen. Die Fähigkeit, selbständig oder mit Stock, aber ohne weitere Hilfe anderer Personen zu gehen, wurde in der Framingham Langzeitstudie in 78% aller Überlebenden festgestellt (Sacco et al.1982). Weitere Untersuchungen darüber geben einen Prozentsatz zwischen 52% (Katz et al.1966) und 87% (Wade et al.1983) an. In einer Follow-up Untersuchung von 1013 kanadischen Insultpatienten nach 2 - 8 Jahren zeigte sich, dass die Gehfähigkeit von hohem Alter, männlichem Geschlecht und vaskulärer Komorbidität ungünstig beeinflusst wird (Chambers et al.1987). Eine populationsbasierte Studie über den weiteren Verlauf von 1538 Moskauer Patienten nach einem Erstinsult zeigte, dass über die Hälfte aller Überlebenden nach sieben Jahren keine Hemiparese mehr aufwiesen. Nach sieben Jahren waren sogar 81% ADL-unabhängig. Allerdings bestand für diesen Zeitraum auch eine kumulative Mortalität von 76% (Scmidt et al.1988). In einer anderen Untersuchung von 122 ischämischen Insultpatienten wird nach fünf Jahren festgestellt, dass das Vorliegen einer Aphasie im subakuten Stadium des Insults die Rückbildung der motorischen Ausfälle sowie der ADL-Leistungfähigkeit nicht wesentlich beeinträchtigt (Oder et al.1988). Eine weitere Untersuchung befasst sich mit der Rückbildung der motorischen Hemiparese bei 680 Insultpatienten. Von den Überlebenden hatten anfänglich 88% eine Hemiparese, nach einem Monat 77% der Fälle und nach insgesamt sechs Monaten lediglich 62%. Die Rückbildung der Hemiparese zeigte sich unabhängig vom Alter und vom Geschlecht und war lediglich mit dem Schweregrad der anfänglich bestehenden motorischen Ausfälle in Beziehung zu setzen (Bonita and Beaglehole 1988). In einer populationsbasierten Studie über das weitere Schicksal von 635 Patienten in Neuseeland haben Bonita et al.(1988) nach drei Jahren festgestellt, dass die prognostisch ungünstigste Variable der Verlust des Bewusstseins innerhalb von 48 Stunden nach Auftreten des Insults war. Diese Variable war sowohl bezüglich der Mortalität als auch für den funktionellen Zustand des Patienten nach einem Insult der entscheidendste Prädiktor. Eine zusätzliche multivariate Analyse zeigte, dass ausserdem hohes Lebensalter und institutionelle Pflege vor Auftreten des Insults einen ungünstigen Einfluss auf die Prognose hatten. Die 3-Jahresüberlebensrate für Patienten im 40. Lebensjahr betrug 74%, für Patienten im 80. Lebensjahr hingegen lediglich 28%. Die Überlebensrate für alle Patienten nach Insult betrug 30%, bei Gleichaltrigen ohne Insultvorgeschichte hingegen 42%. Diese Zahlen sind deshalb als Orientierung geeignet, da sie nicht auf selektierten Fälle, wie jene, die zur Behandlung überwiesen werden, beruhen.

Die zuletzt genannten Untersuchungen zeigen übereinstimmend mit den eigenen Daten über die Restitution der Gehfähigkeit, dass ein grosser Prozentsatz der Schlaganfallüberlebenden hinsichtlich der ADL-Funktionen Selbständigkeit erreicht. Darüberhinaus zeigen prospektive Untersuchungen, dass gleichzeitig eine hohe kumulative Mortalität besteht.

Der Beitrag der bildgebenden Verfahren zur Prognose

Die diagnostische Bedeutung der CT als primäre und aussagekräftige Zusatzuntersuchung beim zerebralen Insult ist seit der Frühzeit des CT-Einsatzes in der Klinik bekannt. In einer grossen Serie wurde gezeigt, dass die CT in 87% der Fälle die klinische Diagnose eines Schlaganfalls bestätigt (Wang et al. 1988) und in 28% von unausgelesenen Insultfällen differentialdiagnostische oder zusätzliche Informationen beiträgt (Sandercock et al.1985). Es besteht auch Klarheit darüber, dass in vielen Fällen von zerebralem Insult sequentielle CT-Untersuchungen das klinische Management erleichtern (Laureno et al.1987). Über die prognostische Bedeutung des CT-Befundes hingegen bestehen nur wenige prospektive Studien. Die wichtigsten Anhaltspunkte für eine vergleichsweise ungünstige Prognose, welche aufgrund der CT gewonnen werden können, sind in Tabelle 30 zusammengefasst.
Auf die prognostische Bedeutung der Kernspintomographie (MRT) beim ischämischen Insult kann nicht ausführlich eingegangen werden. Denn Erfahrungen mit seriellen Untersuchungen von Insultpatienten mittels Kernspintomographie (MRT) sind derzeit noch nicht verbreitet, was mit den hohen Untersuchungskosten und den langen Untersuchungszeiten zusammenhängt. Bisherige Erfahrungen haben gezeigt, dass die MRT für die Akutdiagnostik des ischämischen Insults sensitiver ist als die CT und sich insbesondere durch eine bessere Darstellbarkeit lakunärer und infratentorieller Infarkte auszeichnet (s. Abb. 17, ebenso Becker et al. 1985, Steinbrich et al. 1986, Kertesz et al. 1987, Rothrock et al. 1987, Seiderer et al.1989). Ebenso scheint die MRT für chronische Einblutungen in ein Infarktareal wesentlich sensitiver zu sein. Es kommt dann in T1-gewichteten Sequenzen die chronische Einblutung stark hyperintens zur Darstellung, während das Infarktareal im CT in seiner Gesamtdichte noch als hypodens oder isodens imponiert, da lediglich die Gesamtattenuation wiedergeben wird (s. Abb. 18 - 20). Durch Applikation von paramagnetischen Substanzen kann das infarzierte Areal besser abgegrenzt werden. (s. Abb 21, ebenso Virapongse et al. 1986, Imakita et al. 1987).
Vergleichende Untersuchungen mittels Positron-Emissions-Tomographie haben gezeigt, dass der Nachweis der anaeroben Glykolyse und die Darstellung sekundärer Inaktivierungen in nicht direkt geschädigten Hirngebieten möglich ist (Metter et al. 1985, Steinbrich et al. 1986).

Tabelle 30 : CT - Anhaltspunkte für eine ungünstige Prognose ischämischer Insulte. (* = prospektive Studie)

Sichtbare Läsion	Ladurner et al.(1979) Crisi et al.(1984) Zeiler et al.(1987)
Grosser Infarktbezirk	Büttner et al. (1984) Hertanu et al.(1984)* Brainin et al. (1987)
Mittellinienverlagerung	Crisi et al. (1984) Lodder et al. (1984)
Frühes Enhancement	Sager u.Ladurner (1979) Hornig et al.(1985)*
Hämorrhagische Transformation	Hayman et al. (1981) Weisberg (1985) Hornig et al. (1986)*
Beteiligung der Stammganglien	Zeiler et al.(1987)
Läsion in der Capsula interna	Valdimarsson et al.(1982) Crisi et al.(1984)
Hyperdense Media im Nativ-CT	Launes and Ketonen (1987) Schuirer and Huk (1988)

Es beschränken sich nachfolgende Überlegungen in erster Linie auf Erfahrungen mittels CT, da die CT nach wie vor die Routinemethode zur Untersuchung von Hirninfarkten darstellt.

Prognostische Bedeutung der Kontrastmittelanreicherung

Die Sicherheit der intravenösen Applikation von Kontrastmittel (KM) zur CT-Untersuchung des ischämischen Insults kann heute als sehr hoch eingeschätzt werden. Wende et al. (1986) berichteten über Erfahrungen an über 52.000 Patienten und verzeichneten keinen einzigen Todesfall. Langer et al. (1987) werteten in einer multizentrischen Studie die KM-Unverträglichkeitsreaktionen von 4970 Patienten, die mittels CT untersucht worden

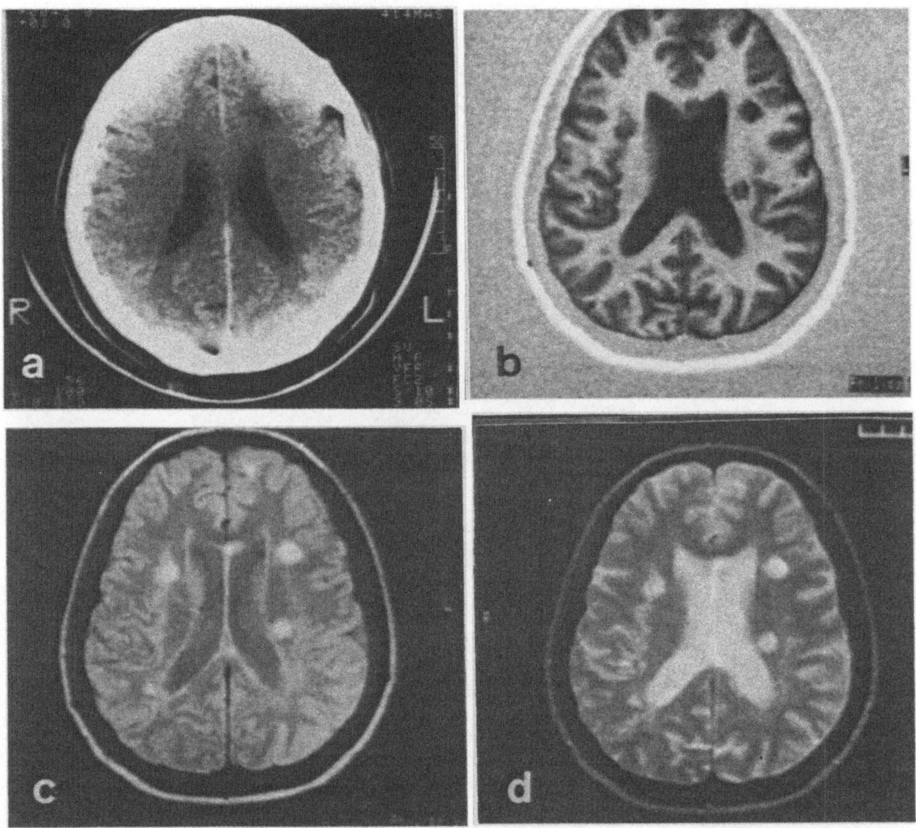

Abb. 17 a-d: Ein Vergleich zwischen der Wertigkeit der CT und der MRT für den Nachweis lakunärer Infarkte zeigt, dass die MRT in der Regel deutlich überlegen ist. Im Fall eines 53-jährigen Mannes mit arterieller Hypertonie bestand ein rein sensibles Hemisyndrom rechts und im kontrastmittelverstärkten CT (a) ist ein kleiner tiefer Infarkt im linken periventrikulären Marklager lediglich zu vermuten. In der MRT sind zusätzlich zwei weitere wahrscheinlich asymptomatische Lakunen sichtbar (b : IR: 2400/30/310; c: SE: 2000/50; d: SE:2000/100)

waren, aus und fanden lediglich ein erhöhtes Risiko einer KM- Unverträglichkeit bei bekannter allergischer Diathese. Obwohl die Gabe von intravenösem KM zur CT-Untersuchung als nahezu unbedenklich angesehen werden kann, zeigen experimentelle Erfahrungen, dass eine aktive Störung des Hirnglukosemetabolismus durchaus nicht auszuschliessen ist (Velay et al. 1985). Schliesslich ist auch in Einzelfällen die Gabe von KM beim ischämischen Insult mit einer Verschlechterung des klinischen Zustands in Zusammenhang gebracht worden (Pullicino and Kendall 1980, Kendall and Pullicino 1980), sodass die Indikation zur Applikation von KM beim ischämischen Insult nach wie vor von der klinischen Fragestellung abhängt (Brainin et al.1986, Savoiardo 1986).

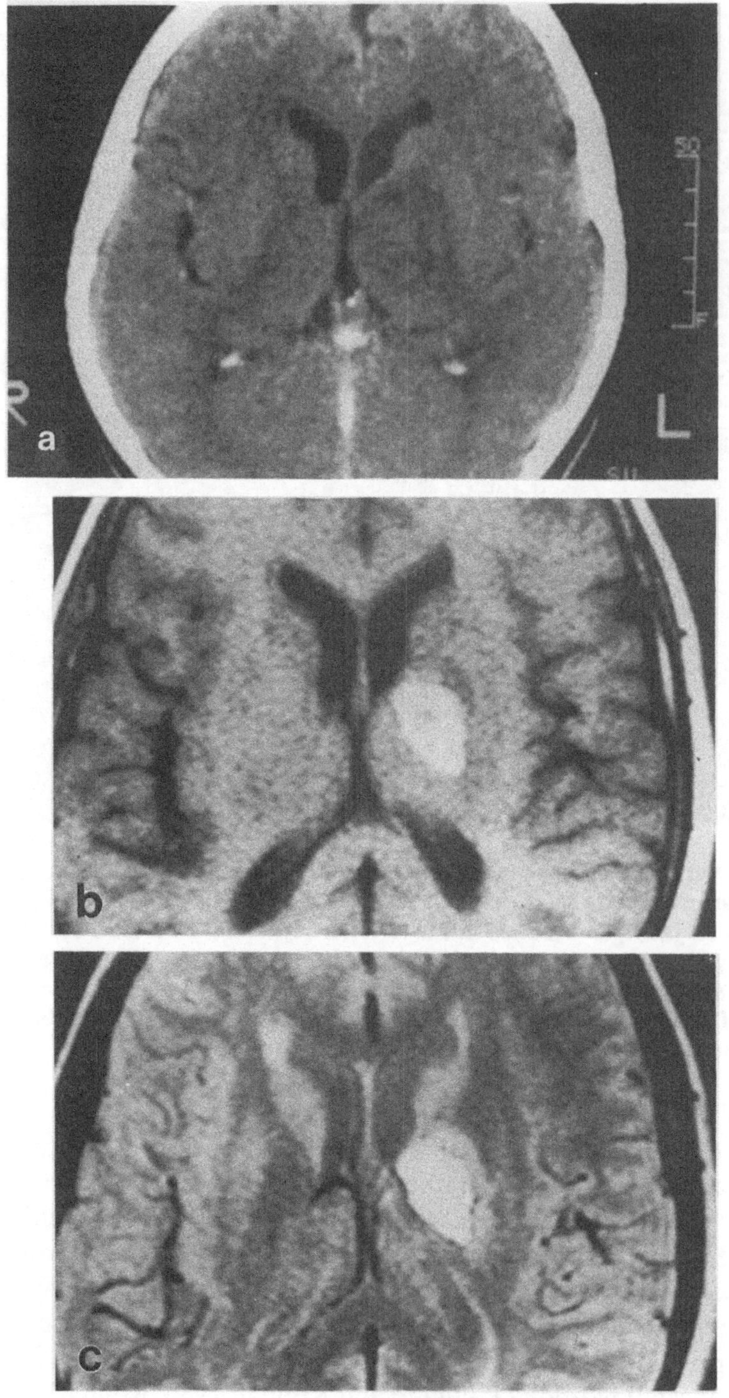
R
a
L
50
b
c

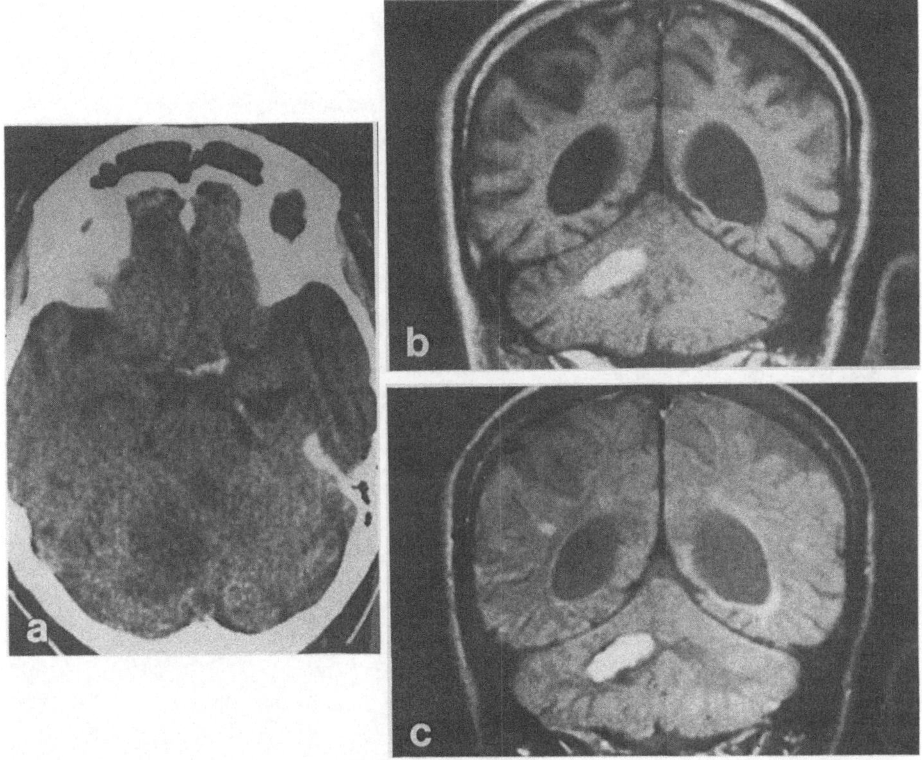

Abb. 19 a-c: Subakuter Kleinhirninfarkt bei einem 62-jährigen Mann. Im CT (a) besteht lediglich eine dichteverminderte Zone im Marklager der rechten Kleinhirnhemisphäre ohne Hinweise auf blutige Imbibition. Der vierte Ventrikel ist geringfügig komprimiert. Eine Kontrastmittelanreicherung bestand nicht. Die innerhalb von 24 Stunden nach Durchführung der CT angefertigten MRT zeigen eine chronische Einblutung in das Infarktareal, welche sowohl in den T1- (b) als auch in den T2-gewichteten (c) Bildern zur Darstellung kommt und einen für eine chronische Blutansammlung typische Hämosiderinringstruktur zeigt. Auch in diesem Fall bestand keinerlei feststellbare Verschlechterung des klinischen Zustands für den Zeitraum zwischen den beiden Untersuchungen (SE: 450/30; 2000/50)

Abb. 18 a-c: Ein Vergleich zwischen CT und MRT im subakuten Stadium eines thalamokapsulären Infarkts links bei einer 43-jährigen Frau mit langjähriger unbehandelter arterieller Hypertonie. Während in der CT (a) die linke Thalamusregion deutlich dichtevermindert ist, zeigen die innerhalb von zwei Tagen durchgeführten MRT (b und c) eine signalintensive Zone im ventralen Thalamus und in der Kapselknieregion, welche einer chronischen Einblutung entspricht. Der klinische Zustand des Patienten war in dieser Zeit stabil. Es liegt der Schluss nahe, dass bestimmte (vor allem langsame) chronische Infarkteinblutungen dem Nachweis im CT entgehen (SE: 450/30; 2000/50)

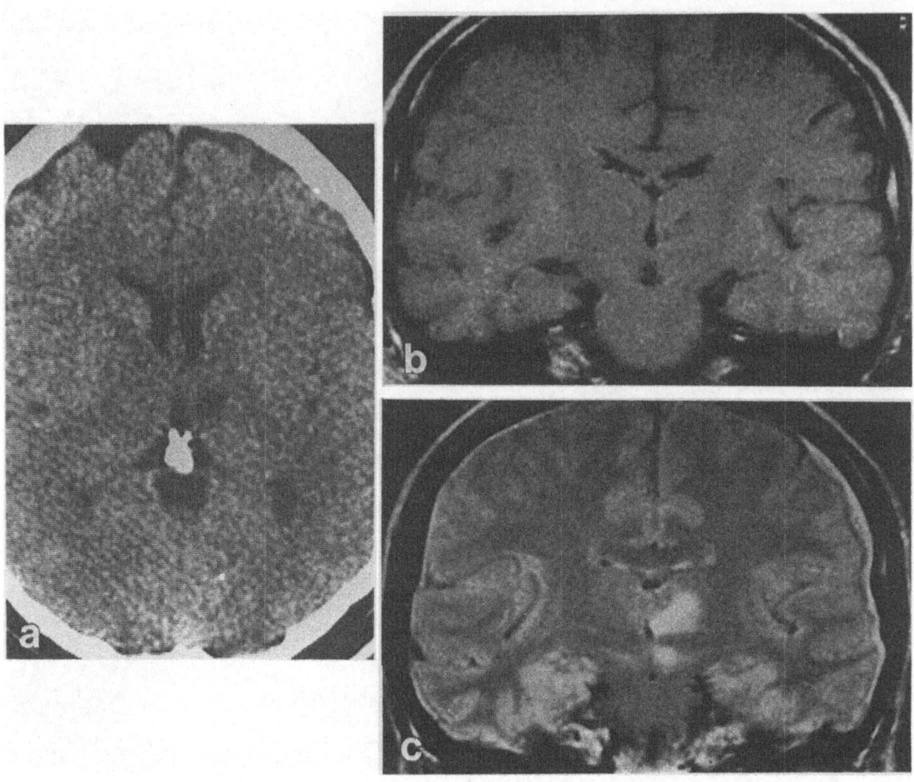

Abb. 20 a-c: Älterer lakunärer Infarkt im ventralen linken Thalamus (und Subthalamus-nicht abgebildet) bei einer 51-jährigen Patientin mit vorwiegend komplexer Störung der Optomotorik. Im CT (a) ist eine zystische Umwandlung des Infarktareals sichtbar, welche ebenfalls in den (koronaren) Schichten der T1-betonten MRT- Sequenzen (b) zum Ausdruck kommt. In den T2-gewichteten Bildern (c) sieht man in der entsprechenden thalamischen (und subthalamischen) Region signalreiche Zonen, welche jedoch nicht einer chronischen Blutung entsprechen, sondern am ehesten einer gliotischen Reaktion nach lakunärem Infarkt (SE: 500/30; 2000/50)

Abb. 21 a - f: Ausgedehnter Mediaterritorialinfarkt drei Wochen nach einem embolischen Mediaverschluss bei einem 65-jährigen Mann. Im CT(a) besteht eine ausgedehnte hypodense Zone, welche nach intravenöser Kontrastmittelapplikation (b) ein vorwiegend gyrales Enhancement zeigt. c und d: Im MRT besteht eine deutlichere Demarkierung des Infarktareals (SE: 2000/50/100), welche in den T1-gewichteten Sequenzen (e und f) jeweils ohne und mit paramagnetischem Kontrastmittel am deutlichsten zu sehen ist (SE: 450/30)

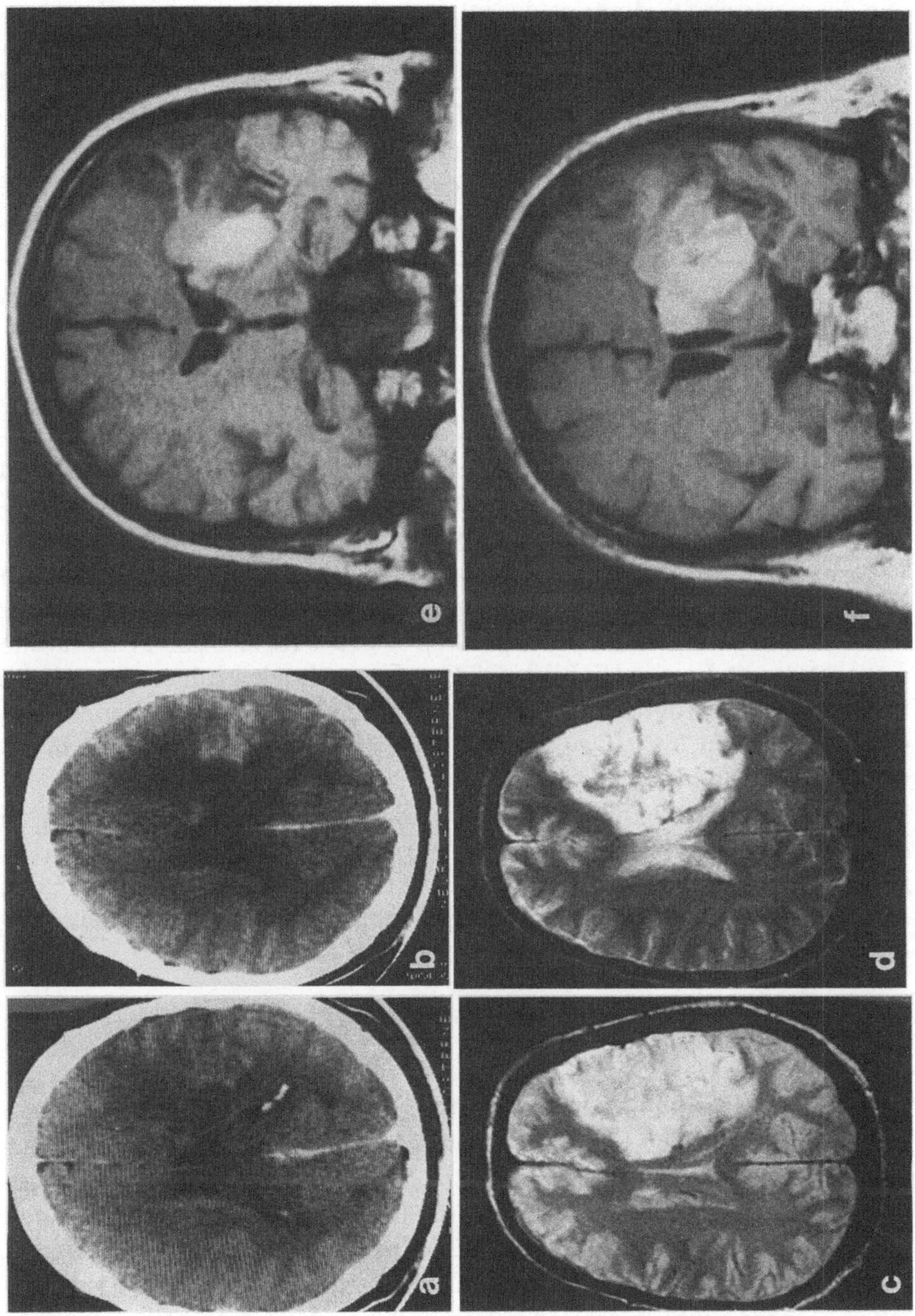
a
b
c
d
e
f

Die diagnostische Bedeutung der intravenösen Applikation von Kontrastmittel (KM) im CT ist beim ischämischen Hirninfarkt durch eine Fülle ausführlicher neuroradiologische Studien belegt (Weisberg 1980, Skriver and Olsen 1982, Ringelstein et al.1985). Die Wertigkeit der KM-Anreicherung des im CT sichtbaren Infarktareals für differentialtherapeutische Entscheidungen und Prognosestellungen hingegen ist bisher keinesfalls ausreichend bekannt (Yatsu et al.1988a). Es gibt bisher lediglich vereinzelte prospektive Untersuchungen über den möglichen Zusammenhang zwischen der KM-Aufnahme im Infarktgebiet in den ersten Tagen nach einem Insult und dem Risiko einer hämorrhagischen Transformierung des Infarkts als Entscheidungsgrundlage zur Antikoagulation eines kardiogen embolischen Geschehens (Hayman et al.1981, Hornig et al. 1986). In diesen Untersuchungen wurde die erstmals von Sager und Ladurner (1979) bei ausgedehnten Territorialinfarkten festgestellte Häufung von sichtbarem KM-Enhancement in der Frühphase des Insults einheitlich bestätigt. Yatsu et al.(1988b) vermuten, dass in den meisten Fällen kardiogener Hirnembolien eine hämorrhagische Transformierung des Insultareals im CT innerhalb von 72 Stunden sichtbar wird und daher eine Antikoagulation zur Verhinderung eines Rezidivinsults zu einem früheren Zeitpunkt wegen des Risikos einer Einblutung nicht ratsam ist. Eine in Hinblick auf diese Frage durchgeführte autoptische Studie zeigte, dass es bei 21 Fällen von kardioembolischem Insult innerhalb von vier Tagen in 76% zu einer hämorrhagischen Infarzierung gekommen war (Lodder et al. 1988).
Es wurden die prospektiv gesammelten Daten der SDB Klosterneuburg zu dieser Frage ausgewertet. Insbesondere sollte geklärt werden, ob ein erkennbarer Zusammenhang zwischen Enhancement, Infarktgrösse, Ausmass des Ödems, hämorrhagischer Komponente des Insults und Prognose besteht.

Material und Methode

Für diese Fragestellung wurden die ersten 187 Patienten der SDB, welche zwischen März und Dezember 1988 aufgenommen worden waren, ausgewertet. Das Durchschnittsalter betrug 67,5 Jahre (SD 10,7). Das Geschlechterverhältnis war ausgewogen. Es wurde in 98,9% innerhalb von 28 Tagen nach dem Insult mindestens eine CT-Untersuchung durchgeführt. Es wurden jene Patienten herausgesucht, die einen supratentoriellen ischämischen Territorialinfarkt erlitten hatten und innerhalb der ersten zehn Tage nach dem Insult eine CT vor und nach KM-Gabe erhalten hatten. In allen Fällen von KM-Applikation wurde ein intravenöser Bolus mit nicht-ionischem KM in einer Dosierung von 1ml/Kg/KG gegeben. Patienten mit einem bekannten Insult in der Vorgeschichte wurden nicht berücksichtigt. Bei den Patienten, die am ersten Tag des Insults ein unauffälliges CT zeigten, wurde das am dritten oder vierten Tag wiederholte CT zur Auswertung herangezogen. Neben Geschlecht und Alter wurde auch die Ätiologie, der ADL-Score und der Schlaganfall-Schweregrad-Score ausgewertet. Diese Faktoren wurden der Dichte ohne KM (hypodens, isodens, hyperdens, hypo- und hyperdens), dem Enhancement (keines, diffus, gyral, ringförmig), dem Ausprägungsgrad des Ödems (keines, gering fokal, ausgeprägt), sowie der Grösse der Läsion (1,5 bis 3cm, kleiner als ein halber Lappen, kleiner oder grösser als ein Lappen) gegenübergestellt. Eine Übersicht über die genannten Parameter und deren Dokumentation gibt Anhang II.

Ergebnis

Es wurden 33 Fälle ausgewertet. In allen Fällen bestand ein am CT sichtbarer Territorialinfarkt, welcher klinisch relevant war. In 36% der Fälle (n=12) bestand ein Enhancement (in 9 Fällen diffus, in 2 Fällen gyral, in einem Fall ringförmig). In 64% (n=21) wurde kein Enhancement festgestellt. In der Enhancement-Gruppe waren 7 Mediaterritorialinfarkte, 2 grosse Marklagerinfarkte und 3 Territorialinfarkte der A.cerebri posterior. In der Gruppe ohne Enhancement waren 8 Mediaterritorialinfarkte, 4 grosse Marklagerinfarkte, 4 Posteriorinfarkte und 3 kortikale bzw. operkuläre Infarkte. Die Ergebnisse sind in Tabelle 31 wiedergegeben. Bezüglich der Infarktätiologie waren in der Enhancementgruppe 8 Fälle mit unbekanntem oder kardial embolischem Infarkt (66%), in der Gruppe ohne Enhancement waren dies 13 Fälle (62%).
Obwohl die derzeit verfügbare Fallzahl für eine detaillierte Auswertung zu gering ist, zeichnet sich der Eindruck ab, dass ein ausgeprägtes Ödem mit Ventrikelkompression und Mittellinienverlagerung häufig mit Enhancement einhergeht und eine schlechtere Prognose quo ad vitam bedeutet. In der Enhancementgruppe waren sechs Fälle mit ausgeprägtem Ödem, wovon nur zwei überlebten. Drei der vier Verstorbenen in dieser Gruppe hatten eine Maximalausdehnung des Insults, welche grösser als 1 Lappen war. In der Gruppe ohne Enhancement war kein einziger mit einem ausgeprägten Ödem und es verstarben lediglich zwei Patienten. Auch die hämorrhagische Komponente im Nativ - CT war in der Enhancementgruppe häufiger. Ein Vergleich mit dem klinischen Endergebnis der Rehabilitation brachte für die Gruppe ohne KM-Aufnahme im Infarkt ein günstigeres Ergebnis in Hinblick auf ADL-Unabhängigkeit und Verbesserung im Schweregrad des Insults, allerdings wurde wegen der geringen Fallzahl eine statistische Auswertung nicht durchgeführt.

Diskussion

Die vorliegenden Ergebnisse sind zum Grossteil mit den Resultaten von Hornig et al.(1985) identisch. Sie stellten an 41 Patienten mit Territorialinfarkten fest, dass ein Enhancement lediglich innerhalb der ersten Woche nach dem Insult prognostisch relevant ist, hingegen den häufiger auftretenden Enhancementphänomenen im weiteren Verlauf keine prognostische

Tabelle 31: Vergleich von 33 Patienten mit Territorialinfarkten nach ihrem Enhancementstatus im CT in den ersten Tagen nach dem Insult (Angaben in Prozent, Absolutzahlen in Klammer, SD = Standarddeviation).

	Enhancement (n=12)	Kein Enhancement (n=21)
Alter in Jahren	66,3 (SD 14,1)	71,0 (SD 12,9)
CT post Insult in Tagen	4,3 (SD 3,6)	3,0 (SD 2,4)
Hämorrhagische Komponente	25 (3)	10 (2)
Ödem		
ausgeprägt	50 (6)	0 (0)
gering fokal	25 (3)	29 (6)
keines	25 (3)	71 (15)
Läsionsgrösse		
1,5 bis 3cm	17 (2)	43 (9)
kleiner 1/2 Lappen	17 (2)	24 (5)
kleiner 1 Lappen	33 (4)	19 (4)
grösser 1 Lappen	33 (4)	14 (3)
Verstorben	33 (4)	10 (2)
Anteil ADL-Unabhängiger der Überlebenden nach sechs Wochen	25 (2)	37 (7)
Anteil der Überlebenden mit mehr als 1 Punkt Verbesserung im SSS nach sechs Wochen	25 (2)	58 (11)

Aussagekraft zukommt. Sie führen als Erklärung an, dass die KM-Anreicherung möglicherweise auf unterschiedlichen Mechanismen beruht: in der ersten Woche kommt es zu kleinen Blutungen aus nekrotischen Kapillaren, später jedoch aufgrund der erhöhten pinozytischen Aktivität während der Abräumphase des Infarkts. In einer weiteren prospektiven Studie untersuchten Hornig et al.(1986) das Verhältnis von frühem Enhancement und hämorrhagischer Transformierung des Insults. Sie fanden ebenfalls ein erhöhtes Risiko der Einblutung bei Patienten mit grossem Infarktareal, mit frühem Enhancement, sowie mit ausgedehntem Ödem und schweren neurologischen Ausfällen. Als mögliche Ursachen der Einblutung führen die genannten Autoren entweder eine Reperfusion über piale Kollateralen oder die Fragmentation des Embolus mit nachfolgender Blutung aus nekrotischen Kapillaren an.

Neuropathologische Studien zeigen, dass eine hämorrhagische Infarzierung bei kardiogen embolischen Insulten besonders häufig ist (Fisher and Adams 1951, Lodder et al.1988). Die am CT sichtbare Inzidenz der Einblutung innerhalb der ersten Woche nach dem Insult wird mit etwas über 20% weit niedriger angegeben (Hakim et al. 1983, Cerebral Embolism Study Group 1984). Wird allerdings eine doppeltdosierte Kontrastmitteltropfinfusion statt eines intravenösen Bolus appliziert, kann in den ersten Tagen nach einem Insult eine Störung der Bluthirnschranke im CT häufiger sichtbar gemacht werden (Hayman et al.1981, Ito et al.1986). Die geringere Enhancementquote bei der Bolusmethode ist wahrscheinlich auf einen Teilvolumenseffekt der CT zurückzuführen, wonach das Enhancement nicht ausreicht, die Dichteverminderung der Infarktzone sichtbar zu verändern.

Es ist nicht auszuschliessen, dass in bestimmten, bisher nicht näher definierbaren Situationen rheologisch wirksame Therapien Einblutungen fördern können. Denn die Rubrifizierung des ischämischen Infarktareals ist in den meisten Fällen lediglich an Hand von CT-Verlaufskontrollen ersichtlich, da diese Veränderungen zumeist nicht mit einer gleichzeitigen Verschlechterung des klinischen Zustands einhergehen, wie Weisberg (1985) an sechs Fällen und Laureno et al. (1987) an fünf Fällen feststellten. In der Serie von Hornig et al. (1986) wurde lediglich in drei Fällen (11%) ein Zusammenhang zwischen klinischer Verschlechterung und Einblutung gesehen. In vereinzelten Fällen kann es allerdings zu heftigen Einblutungen kommen, sodass sich raumfordernde Hämatome bilden, welche eine dramatischen Verschlechterung des klinischen Zustands bewirken (Hornig et al.1986, Garcia et al.1986, Hornig und Dorndorf 1987). Hayman et al. (1981) fanden, dass von 7 Insultpatienten mit ausgedehntem KM-Extravasat im Akutstadium vier Patienten grosse raumfordernde hämorrhagische Infarkte entwikkelten.

Es scheint daher gerechtfertigt, aus den bisher vorliegenden Beobachtungen und den Erfahrungen der vorliegenden Serie zu schliessen, dass ein frühes Enhancementphänomen im CT als prognostisch ungünstiger Indikator angesehen werden muss, der mit einem erhöhtem Risiko einer hämorrhagischen Infarzierung einhergeht. Unter welchen Bedingungen solche Einblutungen gleichzeitig eine klinische Verschlechterung bewirken können, ist derzeit nicht eindeutig geklärt.

Anhang I: Definitionen der Insultätiologie in der Klosterneuburger Schlaganfall-Datenbank

Ätiologie unbekannt:

Klinisch: Ausfall von mehr als einem neurologischen System (z.B. motorisch, sensibel, optisch, sprachlich etc.) Im CT nachweisbare hypodense Infarktzone, welche grösser als 1,5 cm ist und für die keine Ursache gefunden werden kann. Im Angiogramm oder neurosonologisch kann ein Hinweis auf Verschluss eines zerebralen Hauptastes bestehen. Keine rezente ipsilaterale TIA, keine auffindbare Emboliequelle.

Infarkt durch atherosklerotische Veränderungen der grossen Gefässe bzw. Hauptäste:

Klinisch häufig TIA in der Vorgeschichte. Im CT eine oder mehrere hypodense Zonen,die zu einem Gefässterritorium oder zu einer Grenzzone passen. Nachweis von atherosklerotischen Veränderungen der grossen kraniozervikalen Gefässe oder der intrazerebralen Hauptäste im Angiogramm oder neurosonologisch, von denen angenommen werden kann, dass es entweder durch einen progredienten Verschluss mit nachfolgender Ischämie oder durch distale Embolie zum Infarkt kam. Im Karotisstromgebiet können die hypodensen Zonen ein topographisches Muster einnehmen, das typischerweise suprasylvisch die frontalen und zentralen Regionen umfasst und Operculum sowie Insel häufig ausspart. Eine hämorrhagische Komponente kann bei distaler Embolie vorhanden sein. Auch Fälle von Tandemstenosen.

Kardiogene Embolie:
Positiver Nachweis:
Eine möglichst frühzeitig durchgeführte Angiographie zeigt einen glatten Verschluss eines zerebralen Gefässastes und/oder Nachweis einer kardialen Emboliequelle bei fehlenden Hinweisen auf andere Ursachen.

Per exclusionem:
Klinisch: plötzliches Einsetzen der Symptomatik ohne vorangegangene

rezente TIA. Beteiligung von mindestens zwei neurologischen Systemen. Häufig Bewusstseinsstörung, Kopfschmerzen, Übelkeit, Auftreten tagsüber, oder Auftreten mit einem epileptischen Anfall. Im CT häufig hämorrhagischer Infarkt im Gebiet eines zerebralen Oberflächenastes oder eines Hauptastes. Als anerkannte Emboliequelle gelten: Vorhofflimmern, Endocarditis, rezenter Herzinfarkt, rezenter Klappenersatz, atriales Myxom, Mitralisringverkalkung, Mitralklappenprolaps, kardiale rechts-links Shunts, sowie Pulmonalvenenthrombose. Keine Hinweise auf ausgeprägte atherosklerotische Veränderungen, die die Symptome ebenfalls erklären könnten.

Lakunärer Infarkt:

Ein klinisch diagnostizierbares lakunäres Syndrom : rein motorisches Hemisyndrom, rein sensibles Hemisyndrom, sensomotorisches Hemisyndrom, ataktische Hemiparese, Dysarthrie und Ungeschicklichkeit der Hand, hemichoreiformes und hemiballistisches Syndrom. Die CT-Untersuchung ist entweder normal oder zeigt einen kleinen, tiefen Infarkt nicht grösser als 1,5cm. Üblicherweise normales Angiogramm, normale neurosonologische Untersuchung.

Anhang II:
Dezimalsystem zur Dokumentation des CT in der Klosterneuburger Schlaganfall-Datenbank

Aufgrund der Bedeutung der CT als wichtigster Hilsbefund in der Diagnostik und pathogenetischen Abklärung des zerebralen Insults (Zeumer and Ringelstein 1987) wurde der Entwicklung eines Befund-und Archivierungsschemas bereits in der Pilotphase der SDB besondere Beachtung geschenkt. Denn aus bisherigen Erfahrungen ist bekannt, dass es erhebliche interindividuelle Schwankungen bei der Befundung kranialer CT-Scans gibt (Shinar et al. 1987). In einer solchen Untersuchung zeigte es sich als Vorteil, möglichst klare und einfache Kriterien zur Abgrenzung pathologischer Veränderungen zu wählen (Lee et al. 1987).
Es wurde deshalb ein einfaches visuelles Befundschema häufiger am CT sichtbarer Infarktareale entwickelt, welches sich seit 1985 zur Dokumentation bewährt (Abb.22). Als Grundlage hierfür wurden neben den eigenen Erfahrungen die Erfahrungen von Damasio (1983), Bories (1985), Ringelstein et al. (1985) und Zülch (1985) herangezogen. Jedem Infarktareal wurde ein dreistelliger Dezimalcode zugeordnet, welcher in seiner ersten Zahl entweder einem lokalen Infarkttyp, einem zerebralen Hauptast oder einer generalisierten Hirnveränderung entspricht. Durch ein dreistelliges Dezimalsystem sind Möglichkeiten der Verbesserung und Ausweitung gegeben, ohne das Befundsystem als solches zu verändern (Abb. 23). Es war das Ziel dieser Einteilung, lediglich häufige und typische Infarkte zu erfassen. Auf seltene Infarktkonstellationen wurde zugunsten einer besseren Interraterverlässlichkeit verzichtet. Neben dem Infarktareal wird auch die Dichte ohne Kontrastmittel, Enhancementverhalten, Ödem, Grösse der Läsion, sowie klinische Relevanz der Läsion festgehalten (Abb 24).
Zur Validierung dieses Schemas wurden 13 CT-Untersuchungen, die für die diagnostische Einteilung als repräsentativ erachtet wurden, ausgesucht. Von diesen Scans wurden möglichst hochwertige Kopien angefertigt und gemeinsam mit dem Befundschema an 9 vorwiegend oder ausschliesslich als Neuroradiologen tätige Kollegen in Österreich geschickt (*). Es wurde das Ersuchen an sie gerichtet, die CT-Scans nach dem vorliegenden Schema zu

befunden und einzutragen. An zusätzlichen Informationen wurde lediglich das Insultdatum und das klinische Syndrom mit Seitenangabe bekanntgegeben. Insgesamt zeigte sich eine sehr gute Übereinstimmung der Befunde (Tab. 32).

Besonders einhellig war das Befunden und Lokalisieren von Blutungen. Im Fall 1 und Fall 10 vermerkten alle Befunder eine primäre Blutung, welche jeweils acht der zehn Befunder in übereinstimmender Lokalisation

Tabelle 32: Auflistung der Infarkttypen von 13 CT-Untersuchungen durch 10 verschiedene Befunder. Infarkttypologie siehe Schema (* = eigenes Rating)

Fall	BEFUNDER									
	1	2	3	4	5	6	7	8	9	10*
1	910	910	910	910	920	910	910	920	910	910
2	211	222	213	211	211	211	211	211	211	211
3	622	622	622	622	610	621	630	622	622	610
4	630	621	610	621	610	621	621	621	621	621
5	820	820	820	820	820	820	820	820	820	820
6	321	321	421	320	320	320	321	421	320	321
7	213	215	215	215	215	215	215	215	215	215
8	341	341	340	340	331	341	341	422	340	331
9	740	740	740	720	740	740	720	norm	720	720
10	930	930	930	930	930	910	910	930	930	910
11	521	521	510	510	521	521	521	521	521	521
12	740	740	730	750	740	730	730	730	740	740
13	312	312	312	312	332	312	312	312	312	312

angaben. Als nahezu gleichgut ist die Befundung und Lokalisation von lakunären Veränderungen anzusehen. Im Fall 2 wurde achtmal ein kleiner,tiefer Marklagerinfarkt erhoben, einmal wurde dieser in die Capsula interna lokalisert und einmal wurde die sichtbare Veränderung als grosser Marklagerinfarkt gewertet. Der Befund einer pontinen Lakune wurde einhellig erhoben (Fall 5), im Fall 7 neunmal eine Lakune im Thalamus und einmal Lakune in der Capsula interna. Von Interesse ist auch die verhältnismässig einheitliche Unterscheidung zwischen einem Territorialinfarkt und Grenzzoneninfarkt: Im Fall 6 wurde ein inkompletter Infarkt des vorderen Drittels des Mediastromgebiets achtmal befundet, zweimal jedoch als vorderer äusserer Grenzzoneninfarkt. Ein inkompletter Infarkt des hinteren Drittels des A.cerebri media Versorgungsgebietes wurde ebenfalls bei acht Befundern festgestellt (Fall 8), in einem Fall jedoch als dem mittleren Mediaversorgungsgebiet zugehörig und in einem weiteren Befund als hinterer äusserer Grenzzoneninfarkt gewertet. Ein Mediatotalinfarkt (Fall 13) wurde nahezu einheitlich festgestellt (9 von 10 Befundern), bei der Zuordnung partieller Territorialinfarkte hingegen bestanden geringe Unterschiede der Befunde. Dabei erwies es sich als schwierig, in allen Fällen Einheitlichkeit in der Zuordnung als medialer, lateraler, zentraler oder totaler Posteriorinfarkt zu treffen (Fall 3 und 4), ebenso wie in der Abtrennung eines Anteriorpartialinfarktes von einem Totalinfarkt des Versorgungsgebietes der A.cerebri anterior (Fall 11).

Die im Grunde genommen einzige auffallende Uneinheitlichkeit bestand bei der Befundung generalisierter Veränderungen. Es zeigten sich deutliche Unterschiede beim Befund Morbus Binswanger, Leucoaraiosis, Status lacunaris und Multiinfarktgeschehen. Die Befundvarianz schwankte von "normal" bis Binswanger im Fall 9 und von Leucoaraiosis bis Multiinfarktgeschehen im Fall 12. Unseres Erachtens scheint dies jedoch nicht so sehr eine Schwäche des Befundschemas darzustellen, als vielmehr Ausdruck der sehr variablen Erscheinungsbilder am CT, denen eine höchst unterschiedliche Pathogenese (Meyer et al. 1988, Scheinberg 1988) und klinische Bedeutung zugeschrieben wird (Steingart et al.1987, Fazekas et al. 1988).

Die erzielten Ergebnisse der Interraterbewertung sind nahezu identisch mit der einzigen uns bisher aus der Literatur bekannten ähnlichen Studie, welche die Interratervariabilität des CT-Befundschemas der NINCDS Data-Bank für Schlaganfälle untersucht (Shinar et al. 1987). Bei der unabhängigen Befundung von 17 CT-Scans durch 6 erfahrene Neurologen zeigte sich eine ebenso ausgezeichnete Übereinstimmung bezüglich des Vorliegens eines ischämischen Infarkts oder einer primären Hirnblutung. Obwohl das Schema der CT-Befundung in der NINCDS Stroke Data Bank wesentlich topologischer orientiert ist, gelang auch dort eine verhältnismässig gute Übereinstimmung für das Befunden tiefer, kleiner sowie oberflächlich gelegener Infarkte.

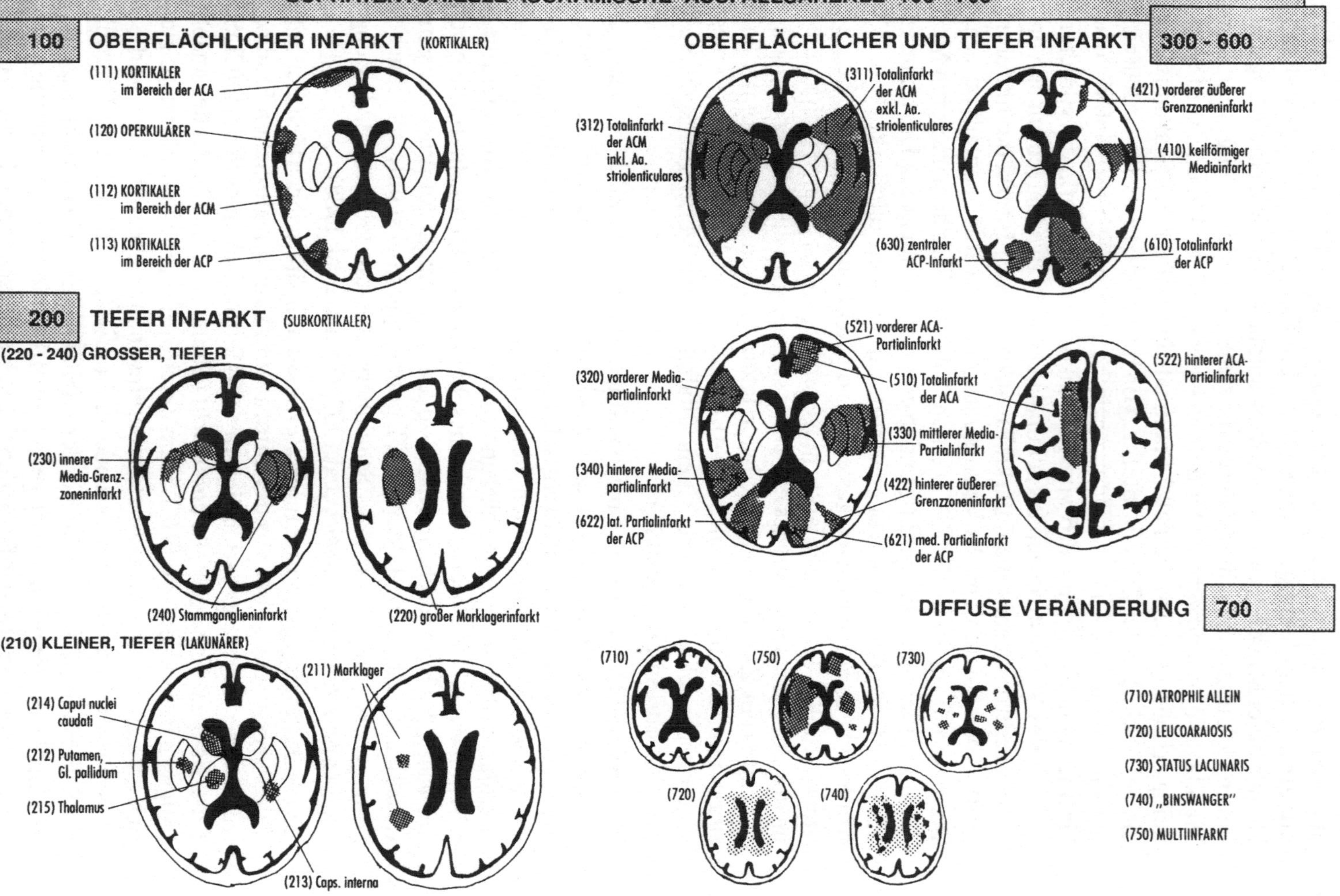
SUPRATENTORIELLE ISCHÄMISCHE AUSFALLSAREALE 100 - 700
100 OBERFLÄCHLICHER INFARKT (KORTIKALER)
(111) KORTIKALER im Bereich der ACA
(120) OPERKULÄRER
(112) KORTIKALER im Bereich der ACM
(113) KORTIKALER im Bereich der ACP
200 TIEFER INFARKT (SUBKORTIKALER)
(220 - 240) GROSSER, TIEFER
(230) innerer Media-Grenz-zoneninfarkt
(240) Stammganglieninfarkt
(220) großer Marklagerinfarkt
(210) KLEINER, TIEFER (LAKUNÄRER)
(211) Marklager
(214) Caput nuclei caudati
(212) Putamen, Gl. pallidum
(215) Thalamus
(213) Caps. interna
OBERFLÄCHLICHER UND TIEFER INFARKT 300 - 600
(311) Totalinfarkt der ACM exkl. Aa. striolenticulares
(312) Totalinfarkt der ACM inkl. Aa. striolenticulares
(630) zentraler ACP-Infarkt
(421) vorderer äußerer Grenzzoneninfarkt
(410) keilförmiger Mediainfarkt
(610) Totalinfarkt der ACP
(521) vorderer ACA-Partialinfarkt
(320) vorderer Media-partialinfarkt
(510) Totalinfarkt der ACA
(330) mittlerer Media-Partialinfarkt
(340) hinterer Media-partialinfarkt
(422) hinterer äußerer Grenzzoneninfarkt
(622) lat. Partialinfarkt der ACP
(621) med. Partialinfarkt der ACP
(522) hinterer ACA-Partialinfarkt
DIFFUSE VERÄNDERUNG 700
(710)
(750)
(730)
(720)
(740)
(710) ATROPHIE ALLEIN
(720) LEUCOARAIOSIS
(730) STATUS LACUNARIS
(740) „BINSWANGER"
(750) MULTIINFARKT

SDB Schlaganfall Datenbank NÖ Landeskrankenhaus Klosterneuburg /Formular C/

LÄSIONS-TYPOLOGIE (000 – 900)

- ● **100 – 700 : Ischämische supratentorielle Veränderungen**
- ● **800 : Ischämische infratentorielle Veränderungen**
- ● **900 : Blutungen**

100 OBERFLÄCHLICHER INFARKT (kortikaler)

110 . **eigentlicher Infarkt**
111 ... im Bereich der A. cerebri anterior
112 ... im Bereich der A. cerebri media
113 ... im Bereich der A. cerebri posterior

120 ... **operkulärer Infarkt (inkl. Insula)**

200 TIEFER INFARKT (subkortikaler)

210 . **lakunärer Infarkt (tiefer, kleiner)**
211 . . Marklager
212 . Putamen, Globus pallidum
213 . . Capsula interna
214 . Caput nuclei caudati
215 .. Thalamus

220 .. **großer Marklagerinfarkt**
221 Centrum semiovale
222 . Corona radiata
223 Corpus callosum

230 . **innerer Media-Grenzzoneninfarkt**

240 . **Stammganglieninfarkt**
241 . Partialinfarkt
242 Totalinfarkt

300 – 600 OBERFLÄCHLICHER UND TIEFER INFARKT

300 TERRITORIALINFARKT DER A. CEREBRI MEDIA

310 . **kompletter Territorialinfarkt**
311 exkl A striolenticulares
312 inkl A striolenticulares

320 **inkomplett, vorderes Drittel**
321 exkl A striolenticulares
322 inkl A striolenticulares

330 **inkomplett, mittleres Drittel**
331 . exkl A striolenticulares
332 inkl. A striolenticulares

340 ... **inkomplett, hinteres Drittel**
341 ... exkl. A. striolenticulares
342 . inkl. A. striolenticulares

400 SPEZIELLER MEDIA-INFARKT

410 ... **keilförmiger Infarkt**

420 ... **äußerer Grenzzoneninfarkt**
421 ... vorderer
422 .. hinterer

500 TERRITORIALINFARKT DER A. CEREBRI ANTERIOR

510 ... **Totalinfarkt**

520 . **Partialinfarkt**
521 . . vordere Hälfte
522 ... hintere Hälfte

530 .. **A. recurrens HEUBNER-Infarkt**

600 TERRITORIALINFARKT DER A. CEREBRI POSTERIOR

610 .. **Totalinfarkt**

620 .. **Partialinfarkt**
621 medialer (A. calcarina)
622 .. lateraler (A. temp. occ.)

630 . **zentraler Infarkt**

700 DIFFUSE VERÄNDERUNGEN

710 **Atrophie allein**
720 ... **Leucoaraiosis**
730 ... **Status lacunaris**
740 **„Binswanger"**
750 .. **Multiinfarkt**

800 INFRATENTORIELLER INFARKT

810 .. **Mittelhirn**
820 **Pons**
830 **Cerebellum**
840 **Medulla oblongata**

900 PARENCHYMBLUTUNG

910 **Stammganglien**
920 **Hirnlappen**
930 ... **Thalamus**
940 ... **Pons**
950 **Cerebellum**

000 ... NICHT ZUZUORDNEN

999 ... anderer Befund
welcher: ______

Abb. 23: Dreistellige Dezimalcodes, welche in der SDB dem Infarkttyp zugeordnet werden

◄———

Abb. 22: Topographisches Befundschema häufiger ischämischer Infarkte und generalisierter Hirnveränderungen

COMPUTERTOMOGRAPHIE

C 1 ⌊_ _ _ _⌋⌊_ _⌋ AZ

AKUTPHASE (Tag 0–10) | **POSTAKUTPHASE** (Tag 11–28)

Akutphase		Postakutphase
C 2 ⌊_⌋	1 ... CT durchgeführt 2 ... CT nicht durchgeführt	C 24 ⌊_⌋
C 3 ⌊_⌊_⌋	Tag nach Insult	C 25 ⌊_⌊_⌋
C 4 ⌊_⌊_⌋	Befunder	C 26 ⌊_⌊_⌋
C 5 ⌊_⌋	1 ... CT normal 2 ... CT nicht normal 3 ... CT technisch nicht verwertbar oder zur Auswertung nicht vorliegend	C 27 ⌊_⌋

Seite	**LÄSIONSTYPEN 000 - 900** (siehe Beiblatt)	Seite
C 6 ⌊_⌋ ⌊_⌊_⌊_⌋ L 1 *)	maximal 3 Läsionen (symptomatische und asymtomatische) eintragen. Falls mehr als 3, siehe unter 700	C 28 ⌊_⌋ L 1 ⌊_⌊_⌊_⌋
C 7 ⌊_⌋ ⌊_⌊_⌊_⌋ L 2 *)		C 29 ⌊_⌋ L 2 ⌊_⌊_⌊_⌋
C 8 ⌊_⌋ ⌊_⌊_⌊_⌋ L 3 *)	**Seite:** 1 ... links 2 ... rechts 3 ... beidseits 4 ... median	C 30 ⌊_⌋ L 3 ⌊_⌊_⌊_⌋

	DICHTE ohne KONTRASTMITTEL	
C 9 ⌊_⌋ L 1	1 ... hypodens	C 31 L 1 ⌊_⌋
C 10 ⌊_⌋ L 2	2 ... isodens 3 ... hyperdens	C 32 L 2 ⌊_⌋
C 11 ⌊_⌋ L 3	4 ... hypo- und hyperdens 5 ... nur KM-CT vorhanden	C 33 L 3 ⌊_⌋

	ENHANCEMENT	
C 12 ⌊_⌋ L 1	1 ... nicht durchgeführt	C 34 L 1 ⌊_⌋
C 13 ⌊_⌋ L 2	2 ... keines 3 ... diffus	C 35 L 2 ⌊_⌋
C 14 ⌊_⌋ L 3	4 ... gyral 5 ... ringförmig	C 36 L 3 ⌊_⌋

	ÖDEM	
C 15 ⌊_⌋ L 1	1 ... keines	C 37 L 1 ⌊_⌋
C 16 ⌊_⌋ L 2	2 ... gering fokal	C 38 L 2 ⌊_⌋
C 17 ⌊_⌋ L 3	3 ... ausgeprägt	C 39 L 3 ⌊_⌋

	GRÖSSE DER LÄSION	
C 18 ⌊_⌋ L 1	1 ... kleiner als 1,5 cm	C 40 L 1 ⌊_⌋
C 19 ⌊_⌋ L 2	2 ... 1,5 bis 3 cm 3 ... kleiner als ½ Lappen	C 41 L 2 ⌊_⌋
C 20 ⌊_⌋ L 3	4 ... kleiner als 1 Lappen 5 ... größer als 1 Lappen	C 42 L 3 ⌊_⌋

	KLINISCHE RELEVANZ	
C 21 ⌊_⌋ L 1	1 ... ja	C 43 L 1 ⌊_⌋
C 22 ⌊_⌋ L 2	2 ... nein	C 44 L 2 ⌊_⌋
C 23 ⌊_⌋ L 3	3 ... unbekannt	C 45 L 3 ⌊_⌋

*) L 1 ... Läsion 1, L 2 ... Läsion 2, L 3 Läsion 3.

(*)
Unser Dank gebührt folgenden Kolleginnen und Kollegen für die Mühe der Befundung:

Doz.Dr.F.Aichner, Neurol.Univ.Klinik Innsbruck
Fr.OA Dr.H.Böhm-Jurkovic, Institut für Röntgen und CT, Wagner-Jauregg- Krankenhaus des Landes Oberösterreich
Fr.Doz. Dr.G.Bone, Neurol.Abteilung, Landesnervenklinik Salzburg
Doz.Dr.G.Goldenberg, Neurol.Univ.Klinik Wien
Prim.Dr.M.Grobovschek, Röntgeninstitut der Landesnervenklinik Salzburg
Doz.Dr.A.Pallua, Neurol.Univ.Klinik Innsbruck
Prof.Dr.Th.Reisner, Neurol.Univ.Klinik Wien (verstorben am 3.12.1988)
Doz.Dr.E.Schindler, Neurochirurg.Univ.Klinik Wien
Fr.Dr.D.Wimberger, Neurol.Univ.Klinik Wien

Es soll nicht zum Ausdruck gebracht werden, dass alle aufgezählten Kollegen mit diesem Befundschema einverstanden waren, einige haben sehr nützliche Kritik geleistet, die wir dankbar aufgenommen haben.

←

Abb. 24: Computertomographie-Befundschema der SDB

Literatur

Abu-Zeid HAH, Won Choi N, Hsu Ping HWA, Maini KK (1978) Prognostic factors in the survival of 1484 stroke cases observed for 30-48 months. Arch Neurol 35:121-125, 213-218

Acheson RM, Fairbairn AS (1970) Burden of cerebrovascular disease in the Oxford area in 1963 and 1964. Br Med J 2:1-6

Aho K, Harmsen P, Hatano S, Marquardsen J, Smirnov V, Strasser T (1980) Cerebrovascular disease in the community: results of a WHO Collaborative Study. Bull WHO 58:113-130

Allen CMC (1984) Predicting the outcome of acute stroke: a prognostic score. J Neurol Neurosurg Psychiat 47:475-480

Alter M, Sobel E, McCoy RL, Francis ME, Davanipour Z, Shoter F, Levitt LP, Meehan EF (1987) Stroke in the Lehigh Valley: Risk factors for recurrent stroke. Neurology 37:503-507

Altmann J, Kornhuber AW, Kornhuber HH (1987) Stroke: Cardiovascular risks and the quantitative effect of dietary treatment on them. Eur Neurol 26:90-99

Altura BM, Altura BT, Gebrewold A (1983) Alcohol induced spasms of cerebral blood vessels: relation to cerebrovascular accidents and sudden death. Science 220:331

Aschenburg W, Schluter M, Kremer P, Schröder E, Siglow V, Bleifeld W (1986) Transesophageal two-dimensional echocardiography for detection of left atrial appendage thrombus. J Am Coll Cardiol 7:163-166

Auff E, Schnaberth G, Zeiler K (1984) Langzeit -Prognose von Patienten mit juvenilem Insult. Eur Arch Psychiatr Neurol Sci 234:275-280

Bamford J, Sandercock P, Jones L, Warlow C (1987) The natural history of lacunar infarction: The Oxfordshire Community Stroke Project. Stroke 18:545-551

Bamford J, Sandercock P, Dennis, Warlow C, Jones L, McPherson K, Vessey M, Fowler G, Molyneux A, Hughes T, Burn J, Wade D (1988) A prospective study of acute cerebrovascular disease in the community: The Oxfordshire Community Stroke Project 1981-1986 - Methodology, demography and incident cases of first-ever stroke. J Neurol Neurosurg Psychiat 51:1373-1380

Barer DH (1989) The natural history and functional consequences of

dysphagia after hemispheric stroke. J Neurol Neurosurg Psychiat 52:236-241
Barolin GS (1985) Ansätze zu einer Sozial-Neurologie. Z Allg Med 61:44-49
Barolin GS, Oder W (1986) Bausteine zu einer neurologischen Rehabilitations-Systematik (Neuro-Rehabilitation) unter besonderer Berücksichtigung der Schlaganfallrehabilitation. In: Barolin GS, Oder W (Hrsg) Rehabilitation 1986. Enke, Stuttgart
Barolin GS, Hemmer W, Lindner M, Oder W (1987) Vorstellung einer Übersichtsskala für die Neuro-Rehabilitation mit Allgemeindiskussion der gängigen Rehabilitationsskalen. Rehabilitation 26:57-69
Barrett- Connor E, Khaw KT (1988) Diabetes mellitus: an independant risk faktor for stroke ? Am J Epidemiol 128:116-123
Baumgartner C, Zeiler K, Oder W, Binder H, Deecke L (1988) Multivariate Analyse von Prognosefaktoren für die Langzeit- Mortalität nach ischämischem zerebralen Insult. Akt Neurol 15:9-14
Becker H, Schwarzrock R, Friedrich H, Hundeshagen H (1985) MR- und CT- Untersuchungen bei Hirninfarkten im Akut- und Spätstadium. RÖFO 4:381-387
Berlit P, Eckstein H, Krause KH (1986) Prognose der kardialen Hirnembolien. Fortschr Neurol Psychiat 54:205-215
Berlit P, Eckstein H (1985) Diagnose der kardialen Hirnembolie aus neurologischer Sicht. In: Eckstein H, Berlit P, Haack G (Hrsg) Kardiovaskuläre Erkrankungen und Nervensystem. Springer, Berlin Heidelberg New York
Binder LM (1984) Emotional problems after stroke. Stroke 15: 174
Bogdahn U, Wortmann B, Poenighaus K, Haubitz I, Martin R, Kuhn K, Ratzka M, Mertens HG (1989) Prognostische Faktoren bei spontanen supratentoriellen Blutungen. In: Bogdahn U, Mertens HG (Hrsg) Prognostik der Intensivtherapie des Zentralnervensystems. Springer, Berlin Heidelberg New York, 112-123
Bogousslavsky J, Regli F (1987) Ischemic stroke in adults younger than 30 years of age. Arch Neurol 44:479-482
Bogousslavsky J, Van Melle G, Regli F (1988) The Lausanne Stroke Registry: analysis of 1000 consecutive patients with first stroke. Stroke 19:1083-1092
Bohannon RW, Andrews AW (1987) Relative strength of seven upper extremity muscle groups in hemiparetic stroke patients. J Neuro Rehab 1:161-165
Bonita R (1986) Cigarette smoking and risk of premature stroke in men and women. Br Med J 293:6-8
Bonita R, Beaglehole R (1988) Recovery of motor function after stroke. Stroke 19:1497-1500

Bonita R, Ford MA, Stewart AW (1988) Predicting survival after stroke: a three year follow-up. Stroke 19:669-673

Bories J, Derhy S, Chiras J (1985) CT in hemispheric ischemic attacks. Neuroradiology 27:468-483

Bourbonnais D, Vanden Noven S, Carey KM, Rymer WZ (1989) Abnormal spatial patterns of elbow muscle activation in hemiparetic human subjects. Brain 112:85-102

Brainin M, Wicke L, Neuhold A (1986) Aktuelle Computertomographiediagnostik des Insults. In: Brainin M, Baumhackl U, Kepplinger B (Hrsg) Der Schlaganfall: Möglichkeiten und Grenzen der Behandlung. Wien, 37-45

Brainin M, Omasits M, Lang S (1987) Prognosis of infarct types in ischemic hemispheric stroke: a clinical and CT-study. In: Calabro A, Leonardi M (eds) Computer-aided Neuroradiology. CIC Edizioni Internazionali, Roma, 403-407

Brainin M, Alkohol und Hirninfarkt. In: Berichte der 2. Jahrestagung der Österr. Ges. für Neurorehabilitation (im Druck)

Brainin M, Risk factors for ischemic hemispheric stroke. In: Bartko and Turcani (eds) New Trends in Cerebrovascular Disease. John Libbey, London (in press)

Bray GP, De Frank RS, Wolf TL (1981) Sexual functioning in stroke survivors. Arch Phys Med Rehabil 62: 286-289

Burdette WJ, Gehan EA (1970) Planning and analysis of clinical studies. Thomas Springfield London

Büttner T, Hornig CR, Busse O, Hoffmann O, Akengin Z (1984) Prognostische Kriterien im kranialen Computertomogramm des ischämischen Hirninfarktes. RÖFO 141:7-11

Byar DP (1980) Why data bases should not replace randomized clinical trials. Biometrics 36:337-342

Calpideo R, Clifford-Rose F (1979) The assessment of neurological disability. In: Greenhall RM, Clifford-Rose F (eds) Progress in stroke research. Pitman Medical, London, 106-116

Caplan L (1988) Intracerebral hemorrhage revisited. Neurology 38:624-627

Caronna JJ, Levy DE (1983) Clinical predictors of outcome in ischemic stroke. Neurol Clin 1:103-117

Cerebral Embolism Study Group (1984) Immediate anticoagulation of embolic stroke: brain hemorrhage and management options. Stroke 15:779-789

Chambers BR, Donnan GA, Bladin PF (1983) Patterns of stroke. An analysis of the first 700 consecutive admissions to the Austin Hospital Stroke Unit. Aust NZ J Med 13:57-64

Chambers BR, Norris JW, Shurvell BL, Hachinski VC (1987) Prognosis of acute stroke. Neurology 37:221-225

Chodosh EH, Foulkes MA, Kase CS, Wolf PA, Mohr JP, Hier DB, Price TR, Furtado Jr JG (1988) Silent stroke in the NINCDS Stroke Data Bank. Neurology 38:1674-1679

Colditz GA, Bonita R, Stampfer MJ, Willet WC, Rosner B, Speizer FE, Hennekens CH (1988) Cigarette smoking and risk of stroke in middle-aged women. N Engl J Med 318:937-941

Cornfield J, Haenszel W (1960) Some aspects of retrospective studies. J Chronic Dis 11:523

Criqui MH (1987) The role of alcohol in the epidemiology of cardiovascular diseases. Acta Med Scand 717 (suppl):73-85

Crisi G, Colombo A, de Santis M, Guerzoni MC, Calö M, Panzetti P (1984) CT and cerebral ischemic infarcts. Correlations between morphological and clinical prognostic findings. Neuroradiology 26:101-105

Dal Bianco P, Zeiler K, Auff E, Baumgartner Ch, Holzner F, Deecke L (1988) Zigarettenkonsum und Schlaganfall. Akt Neurol 15:15-21

Damasio H (1983) A computed tomographic guide to the identification of cerebral vascular territories. Arch Neurol 40:138-142

Dambrosia JM, Ellenberg JH (1980) Statistical considerations for a medical data base. Biometrics 36:323-332

Davis PH, Dambrosia JM, Schoenberg B (1987) Risk factors for ischemic stroke: a prospective study in Rochester, Minnesota. Ann Neurol 22:319-327

Deecke L (1986) Vorsorge, Behandlung und Rehabilitation des Schlaganfalls - brennendes Gegenwartsproblem. Hämostaseologie 6:212-215

Del Zoppo GJ (1988) Thrombolytic therapy in cerebrovascular disease. Stroke 19:1174-1179

Demeurisse G, Demol O, Robaye E (1980) Motor evaluation in vascular hemiplegia. Eur Neurol 19:382-389

Dexter D JR, Whisnant JP, Conolly DC, O'Fallon WM (1987) The association of stroke and coronary heart disease: a population study. Mayo Clin Proc 62:1077-1083

Dick JPR, Guiloff RJ, Stewart A, Blackstock J, Bielawaska C, Paul EA, Marsden CD (1984) Mini-mental state examination in neurological patients. J Neurol Neurosurg Psychiat 47:496-499

Donahue RP, Abbot RD, Reed DM, Yano K (1986) Alcohol and hemorrhagic stroke. JAMA 255:2311-2314

Donaldson SW, Wagner CC, Gresham GE (1973) Unified ADL evaluation form. Arch Phys Med Rehabil 54:175-179

Dorndorf W (1979) Spontanverlauf der Hirninfarkte. Akt Neurol 6:171-177

Dorndorf W (1983) Schlaganfälle. Thieme, Stuttgart

Dorndorf W, Hornig C (1985) Probleme der Klassifizierung ischämischer zerebrovaskulärer Insulte. Nervenarzt 56:169-173

Duncan PW, Probst M, Nelsons G (1983) Reliability of the Fugl-Meyer assessment of sensorimotor recovery following cerebrovascular accident. Phys Ther 63:1606-1610

Dyken M (1983) Natural history of ischemic stroke. In: Harrison M, Dyken M (eds) Cerebral Vascular Disease. Butterworths, London, 139

Eisenstädter A, Donner K, Brainin M (1986) Soziale Unabhängigkeit von Schlaganfallpatienten nach der Entlassung aus der Spitalspflege. In: Brainin M, Baumhackl U, Kepplinger B (Hrsg): Der Schlaganfall: Möglichkeiten und Grenzen der Behandlung. Wien, 53-58

Ettinger PO, Wu CF, Dela Cruz C Jr et al (1978) Arrhythmias and the "holiday heart ": Alcohol- associated cardiac rhythm disorders. Am Heart J 95:555-562

Evans JG (1987) Blood pressure and stroke in an elderly English population. J Epidemial Community Health 41:275-282

Fazekas F, Niederkorn K, Schmidt R, Offenbacher H, Horner S, Bertha G, Lechner H (1988) White matter signal abnormalities in normal individuals: correlation with carotic ultrasonography, cerebral blood flow measurements, and cerebrovascular risk factors. Stroke 19:1285-1288

Feibel JH, Springer CJ (1981) Depression and failure to resume social activities after stroke. Arch Phys Med Rehabil 63:276

Feigenson JS, McDowell FM, Meese P, McCarthy ML, Greenberg SD (1977) Factors influencing outcome and length of stay in a stroke rehabilitation unit. Part 1: Analysis of 248 unscreened patiens - medical and functional prognostic indicators. Stroke 8:651-656

Feigenson JS, McCarthy ML, Greenberg SD, Feigenson WO (1977) Factors influencing outcome and length of stay in a stroke rehabilitation unit. Part 2: Comparison of 318 screened and 248 unscreened patients. Stroke 8:657-661

Ferro JM, Crespo M (1988) Young adult stroke: neuropsychological dysfunction and recovery. Stroke 19:982-986

Fieschi C, Carolei A, Fiorelli M, Argentino C et al (1988) Changing prognosis of primary intracerebral hemorrhage: results of a clinical and computed tomographic follow-up study of 104 patients. Stroke 19:192-195

Fisher CM, Adams RD (1951) Observation on brain embolism with special reference to the mechanism of hemorrhagic infarction. J Neuropathol Exp Neurol 10:92-94

Flegel KM, Shipley MJ, Rose G (1987) Risk of stroke in non-rheumatic atrial fibrillation. Lancet, 526-529

Fleiss JL (1971) Measuring nominal scale agreement among many raters. Psychol Bull 76:378-382

Folstein MF, Folstein SE, McHugh PR (1975) Mini-Mental State. A practical method for grading the cognitive state of patients for the clinician. J Psychiat Res 12:189-198

Foulkes MA, Wolf PA, Price TR, Mohr JP, Hier DB (1988) The Stroke Data Bank: Design, methods, and baseline characteristics. Stroke 19:547-554

Fratiglioni L, Massey EW, Schoenberg DG, Schoenberg BS (1983) Mortality from cerebrovascular disease: international comparisons and temporal trends. Neuroepidemiology 2:101-116

Fugl-Meyer AR, Jaasko L, Leyman I, Olsson S, Steglind S (1975) The post-stroke hemiplegic patient. 1: A method for evaluation of physical performance. Scand J Rehab Med 7:13-31

Fugl-Meyer AR, Jaasko L (1980) Post-stroke hemiplegia and ADL performance. Scand J Rehab Med Suppl 7:140-152

Fullerton KJ, MacKenzie G, Stout RW (1988) Prognostic indices in stroke. Q J Med 66:147-162

Gandolfo C, Caponnetto C, Del Sette M, Santoloci D, Loeb C (1988) Risk factors in lacunar syndromes: a case - control study. Acta Neurol Scand 77:22-26

Garcia CA, Weisberg LA, McGarry PA, Robertson H (1986) Spontaneous hemorrhage in previously ischemic (pale) cerebral infarcts. Computerized Radiol 10:55-61

Garraway WM, Whisnant JP, Drury I (1983a) The continuing decline in the incidence of stroke. Mayo Clin Proc 58:520-523

Garraway WM, Whisnant JP, Drury I (1983b) The changing pattern of survival following stroke. Stroke 14: 699

Garraway WM, Whisnant JP (1987) The changing pattern of hypertension and the declining incidence of stroke. JAMA 258:214-217

Gelmers HJ (1975) Effect of glycerol treatment in the natural history of acute cerebral infarction. Clin Neurol Neurosurg 78:277-282

Gelmers HJ, Gorter K, de Weerdt CJ, Wiezer HJA (1988) Assessment of interobserver variability in a Dutch multicenter study on acute ischemic stroke. Stroke 19:709-711

Gill JS, Zezulto AV, Shipley MJ, Gill SK, Beevers DG (1986) Stroke and alcohol consumption. N Engl J Med 315:1041-1046

Gorelick PB (1987) Alcohol and stroke. Stroke 18:268-271

Gorelick PB, Rodin MB, Landenberg P, Hier DB, Costigan J, Gomez I, Spontak S (1987) Is acute alcohol ingestion a risk factor for ischemic stroke? Results of a controlled study in middle-aged and elderly stroke patients at three urban medical centers. Stroke 18:359-364

Gorelick PB, Rodin MB, Langenburg P, Hier DB, Costigan J (1989) Weekly alcohol consumption, cigarette smoking, and the risk of ischemic stroke: results of a case-control study at three urban medical centers in Chigaco, Illinois. Neurology 39: 339-343

Granger CV, Albrecht GL, Hamilton BB (1979) Outcome of comprehensive medical rehabilitation: measurement by PULSESprofile and the Barthel Index. Arch Phys Med Rehabil 60:145

Granger CV, Hamilton BB, Grusham GE (1988) The stroke rehabilitation outcome study. Part 1: General description. Arch Phys Med Rehabil 69:506-509

Gresham GE, Phillips TF, Wolf PA (1979) Epidemiologic profile of long-term stroke disability: The Framingham Study. Arch Phys Med Rehabil 60:487

Gresham GE, Phillips TF, Labi MLC (1980) ADL status in stroke: Relative merits of three standard indices. Arch Phys Med Rehabil 61:355

Gresham GE (1986) The rehabilitation of the stroke survivor. In: Barnett HJM, Mohr JP, Stein DR, Yatsu FM (eds) Stroke, Vol 2, Churchill Livingstone, New York, 1259-1274

Gross CR, Kase CS, Mohr JP, Cunningham SC, Baker WE (1984) Stroke in South Alabama : Incidence and diagnostic features - a population based study. Stroke 15:249-255

Gross Cr, Shinar D, Mohr JP, Hier DB, Caplan LR, Price TR, Wolf PA, Kase CS, Fishman IG, Calingo S, Kunitz SC (1986) Interobserver agreement in the diagnosis of stroke type. Arch Neurol 43:893-898

Hachinski V (1983) Prognostic indicants in cerebrovascular disease. In: Reivich M, Hurtig HI (eds) Cerebrovascular Diseases. Raven Press, New York, 41-50

Hachinski V, Norris JW (1985) The acute stroke. Davis, Philadelphia

Hacke W (1989) Ändert die fibrinolytische Therapie bei ischämischen Hirninfarkten die Prognose? In: Bogdahn U, Mertens HG (Hrsg) Prognostik in der Intensivtherapie des Zentralnervensystems. Springer, Berlin Heidelberg New York, 56-61

Hakim AM, Ryder-Cooke A, Melansono D (1983) Sequential computerized tomographic appearance of stroke. Stroke 14:893-897

Halperin JL, Hart Rg (1988) Atrial fibrillation and stroke: New ideas, persisting dilemmas. Stroke 19:937-941

Harper C, Kril J, Daly J (1988) Does a "moderate" alcohol intake damage the brain? J Neurol Neurosurg Psychiat 51:909-913

Hatano S (1976) Experience from a multicentre stroke register: a preliminary report. Bull WHO 54:541-553

Hayman LA, Evans RA, Bastion FO, Hinck RE (1981) Delayed high dose contrast CT: identifying patients at risk of massive hemorrhagic infarction. AJNR 2:139-147

Heinemann AW, Roth EJ, Cichowski K, Betts HB (1987) Multivariate analysis of improvement and outcome following stroke rehabilitation. Arch Neurol 44:1167-1172

Helgason CM (1988) Blood glucose and stroke. Stroke 19:1049-1053

Henley S, Pettit S, Todd-Poropek A, Tupper A (1985) Who goes home? Predictive factors in stroke recovery. J Neurol Neurosurg Psychiat 48:1-6

Hennerici M, Aulich A, Freund H-J (1988) Carotid system syndromes. In: Vinken PJ, Bruyn GW, Klawans HL (eds) Handbook of Clinical Neurology, Vol.53, Revised Series 9, Elsevier, Amsterdam New York, 291-337

Hertano JS, Demopoulos JT, Yang WC, Calhoun WF, Fenigstein HA (1984)

Stroke rehabilitation: Correlation and prognostic value of computerized tomography and sequential functional assessment. Arch Phys Med Rehabil 65:505-508

Heyman A, Wilkinson WE, Pryor DB, Rosati RA (1985) Data banks for the solution of clinical problems. In: Plum F, Pulsinelli E (eds) Cerebrovascular diseases. Raven Press, New York, 55-62

Hillbom M, Kaste M (1983) Ethanol intoxication: A risk factor for ischemic brain infarction. Stroke 14:694-699

Hillbom M, Kaste M, Rasi V (1983) Can ethanol intoxication affect hemocoagulation with increased risk of infarction in young adults? Neurology 33:381-384

Holzner F, Zeiler K, Deecke L, Auff E, Baumgartner Ch (1986) Fettstoffwechselstörungen- ein Risikofaktor des zerebralen Insults? Hämostaseologie 6:241-247

Horner J, Massey EW, Riski JE, Lathrop MA, Chase KN (1988) Aspiration following stroke: clinical correlates and outcome. Neurology 38:1359-1362

Hornig CR, Busse O, Buttner T, Dorndorf W, Agnoli A, Akengin Z (1985) CT contrast enhancement on brain scans and blood-CSF barrier disturbances in cerebral ischemic infarction. Stroke 16:268-273

Hornig CR, Dorndorf W, Agnoli AL (1986) Hemorrhagic cerebral infarction: a prospective study. Stroke 17:179-185

Hornig CR, Dorndorf W (1987) Hämorrhagische Hirninfarkte mit Ventrikelblutung. Nervenarzt 58:432-435

Hornig CR, Büttner T, Dorndorf W (1989) Letalität ischämischer Hirninfarkte. In: Bogdahn U, Mertens HG (Hrsg) Prognostik in der Intensivtherapie des Zentralnervensystems. Springer Berlin Heidelberg New York, 51-55

Howard G, Stanwood Till J, Toole JF, Mathews C, Truscott L (1985) Factors influencing return to work following cerebral infarction. JAMA 253:226-232

Howard G, Walker MD, Becker C, Covll B, Feibel J, McLeroy K, Toole JF, Yatsu F (1986) Community hospital-based stroke programms: North Carolina, Oregon and New York. III. Factors influencing survival after stroke: Proportional hazards analysis of 4219 patients. Stroke 17:294-299

Hypertension Detection and Follow-Up Cooperative Group (1982) Five year findings of the hypertension detection and follow-up program. III. Reduction in stroke incidence among persons with high blood pressure. JAMA 247:633-638

Imakita S, Nishimura T, Naito H et al (1987) Magnetic resonance imaging of human cerbral infarction: enhancement with Gd-DTPA. Neuroradiology 29:422-429

Ito U, Tomita H, Kito K (1986) CT enhancement after prolonged high-dose contrast infusion in the early stage of cerebral infarction. Stroke 17:424-430

Jonas S (1988) Anticoagulant therapy in cerebrovascular disease: Review and Meta-analysis. Stroke 19:1043-1048

Jongbloed L (1986) Prediction of function after stroke. A critical review. Stroke 17:765-776

Katz S, Ford AB, Moskowitz RW (1963) Studies of illness in the aged. The index of ADL. A standard measure of biological and psychosocial function. JAMA 185:914

Katz S, Ford AB, Chinn AB, Newill VA (1966) Prognosis after strokes. Part 2: Long term course of 159 patients. Medicine (Balt) 45:236-246

Kelley RE, Pina I, Lee SC (1988) Cerebral ischemia and mitral valve prolaps: case-control study of associated factors. Stroke 19:443-446

Kempster PA, Gerraty RP, Gates PC (1988) Asymptomatic cerebral infarction in patients with chronic atrial fibrillation. Stroke 19:955-957

Kendall BE, Pullicino P (1980) Intravascular contrast injection in ischemic lesions. 2.Effect on prognosis. Neuroradiology 19:241-243

Kertesz A, McCabe P (1977) Recovery patterns and prognosis in aphasia. Brain 100:1-18

Kertesz A, Black SE, Nicholson L, Carr T (1987) The sensitivity and specificity of MRI in stroke. Neurology 37:1580-1585

Khaw KT, Barrett-Conner E, Suarez L, Criqui MH (1984) Predictors of stroke-associated mortality in the elderly. Stroke 15:244-248

Kiefe C, Freiman J (1987) Stroke and alcohol consumption. N Engl J Med 316:1214

Klag MJ, Wheltron PK, Seidler AJ (1989) Decline in US stroke mortality. Demographic trends and antihypertensive treatment. Stroke 20:14-21

Klatsky AL, Friedman GD, Siegel Aub AB, Gerard MJ (1977) Alcohol consumption and blood pressure: Kaiser-Permanente multiphasic health examination data. N Engl J Med 296:1194-2000

Knutsen R, Knutsen SF, Curb JD, Reed DM, Kautz JA, Yano K (1988) Predictive value of resting electrocardiograms for 12-year incidence of stroke in the Honolulu Heart Program. Stroke 19:555-559

Kolleger H, Schmoliner R, Dal-Bianco P, Oder W, Zeiler K, Deecke L (1988) Der Mitralklappenprolaps als Risikofaktor für den juvenilen Insult. Nervenarzt 59:629-635

Komrad MS, Coffey E, Coffey KS et al (1984) Myocardial infarction and stroke. Neurology (Cleveland) 34:1403-1409

Korbmacher G, Ringelstein EB (1987) Risk and benefit of anticoagulation in patients with acute hemispheric infarctions: preliminary results of a prospective study. In: Poeck K, Ringelstein EB, Hacke W (eds) New trends in diagnosis and management of stroke. Springer, Berlin Heidelberg New York, 103-113

Kornhuber HH (1984) Bluthochdruck und Alkoholkonsum. In: Rosenthal J (Hrsg) Arterielle Hypertonie. Springer, Berlin Heidelberg New York, 149-162

Kopecky SL, Gersh BJ, McGoon MD, Whisnant JP, Holmes DR, Ilstrup DM, Trye RL (1987) The natural history of lone atrial fibrillation. N Engl J Med 317:669-674

Kraaijeveld CL, Van Gijn J, Schouten HJA, Staal A (1984) Interobserver agreement for the diagnosis of transient ischemic attacks. Stroke 15:723-725

Kunitz SC, Gross CR, Heyman A, Kase CS, Mohr JP, Price TR, Wolf PA (1984) The pilot stroke data bank: definition, design and data. Stroke 15:740-746

Kunze M (1983) Trinken in Österreich. Hollinek, Wien, 161

Kurtzke JF (1986) Epidemiology. In: Barnett HJM, Mohr JP, Stein DR, Yatsu FM (eds) Stroke: Pathophysiology and Management, Vol 1, Churchill Livingstone, New York, 3-18

Ladurner G, Sager WD, Iliff LD, Lechner H (1979) A correlation of clinical findings and CT in ischemic cerebrovascular disease. Eur Neurol 18:281-288

Ladurner G, Pritz W (1987) Die Prävalenz des Schlaganfalles im Bundesland Salzburg. Nervenarzt 58:19-21

Langer M, Felix R, Behrends B, Eichstädt H (1987) Anwendung nichtionischer Kontrastmittel in der Computertomographie. Digit Bilddiagn 7:25-29

Launes J, Ketonen L (1987) Dense middle cerebral artery sign: an indication of poor outcome in middle cerebral artery area infarction. J Neurol Neurosurg Psychiat 50:1550-1552

Laurberg S, Swash M, Snooks SJ, Henry MM (1988) Neurologic cause of idiopathic incontinence. Arch Neurol 45:1250-1253

Laureno R, Shields RW JR, Narayan T (1987) The diagnosis and management of cerebral embolism and hemorrhagic infarction with sequential computerized cranial tomography. Brain 110:93-105

Lechat P, Mas JL, Lascault G, Loron P, Theard M, Klimczac M, Drobinski G, Thomas D, Grosgogeat Y (1988) Prevalence of patent foramen ovale in patients with stroke. N Engl J Med 318:1148-1152

Lee D, Fox A, Vinuela F, Pelz D, Lau C, Donald A, Merskey H (1987) Interobserver variation in computed tomography of the brain. Arch Neurol 44:30-31

Lee K (1979) Alcoholism and cerebrovascular thrombosis in the young. Acta Neurol Scand 59:270-274

Lodder J (1984) CT-detected hemorrhagic infarction: relation with the size of the infarct, and the presence of midline shift. Acta Neurol Scand 70:329-335

Lodder J, Krijne-Kubat B, Van Der Lugt PJM (1988) Timing of autopsy confirmed hemorrhage infarction with reference to cerebroembolic stroke. Stroke 19:1482-1484

Mahoney FI, Barthel DW (1965) Functional evaluation: The Barthel Index. Maryland State Med J 14:61-65

Malmgren R, Bamford J, Warlow C, Sandercock P (1987) Geographical and secular trends in stroke incidence. Lancet, 1196-1200

Marquardsen J (1969) The natural history of acute cerebrovascular disease. A prospective study of 769 patients. Acta Neurol Scand (Suppl 38) 45:1-170

Marshall J (1987) Anticoagulants in the treatment of stroke. In: Poeck K, Ringelstein EB, Hacke W (eds) New Trends in Diagnosis and Management of Stroke. Springer, Berlin Heidelberg New York, 97-101

Mathew NT, Meyer JS, Rivera VH (1972) Double blind evaluation of glycerol in acute cerebral infarction. Lancet 2:1327-1333

Matsumoto N, Whisnant JP, Kurland LT, Okazaki H (1973) Natural history of stroke in Rochester, Minnesota 1955 through 1969: an extension of a previous study. Stroke 4:20-29

Mausner JS, Kramer S (1985) Epidemiology. Saunders, Philadelphia

Meissner I, Whisnant JP, Garraway WM (1988) Hypertension management and stroke recurrence in a community (Rochester, Minnesota 1950-1979). Stroke 19:459-463

Metter EJ, Mazziotta JC, Itabashi HH, Mankovich NJ, Phelps ME, Kuhl DE (1985) Comparison of glucose metabolism, x-ray CT, and postmortem data in a patient with multiple cerebral infarcts. Neurology 35:1695-1701

Meyer JS, Rogers RL, Mortel KF, Judo BW (1987) Hyperlipidemia is a risk factor for decreased cerebral perfusion and stroke. Arch Neurol 44:418-422

Meyer JS, McClintic KL, Rogers RL, Sims P, Mortel KF (1988) Aetiological considerations and risk factors for multi-infarct dementia. J Neurol Neurosurg Psychiat 51:1489-1497

Mitchell P, Morgan MJ, Boadle DJ et al (1980) Role of alcohol in the aetiology of hypertension. Med J Aust 2:198

Mitteilungen der Wiener Ärztekammer (1987) Präsentation der Ergebnisse der Blutdruckfrüherkennungsaktion "Ruhig Blut". Mitteilungen der Wiener Ärztekammer 9:17-20

Mohr JP, Caplan LR, Melski JW et al. (1978) The Harvard cooperative stroke registry: a prospective registry. Neurology 28:754-762

Mohr JP, Rubenstein L, Edelstein SZ, Gross CR, Heyman A, Kase CS, Kunitz SC, Price TR, Wolf PA (1985) Approaches to pathophysiology of stroke through the NINCDS Data Bank. In: Plum F, Pulsinelli W (eds) Cerebrovascular diseases. Raven, New York, 63-68

Mohr JP, Barnett HJM (1986) Classification of ischemic stroke. In: Barnett

HJM, Mohr JP, Stein DR, Yatsu FM (eds) Stroke: Pathophysiology, Diagnosis and Management. Vol 1, Churchill Livingstone, New York, 281-291

Moisey CU, Rees RW (1978) Results of transurethral resection of the prostata in patients with cerebrovascular disease. Br J Urol 50:539-541

Oder W, Binder H, Baumgartner Ch, Zeiler K, Deecke L (1988) Zur Prognose der sozialen Reintegration nach Schlaganfall. Rehabilitation 27:85-90

Oder W, Binder H, Baumgartner Ch, Zeiler K, Deecke L (1988) Is aphasia an additional prognostic factor in ischemic stroke with regard to the severity of hemiparesis in the subacute stage? Acta Neurol Scand 78:85-89

Onundarson PT, Thorgeirsson G, Jonmundsen E, Sigfusson N, Hardarson T (1987) Chronic atrial fibrillation - epidemiologic features and 14 year follow-up: A case control study. Eur Heart J 8:521-527

Oxbury JM, Greenhall RCD, Grainger KMR (1975) Predicting the outcome of stroke: acute stage after cerebral infarction. Br Med J 3:125-127

Parikh RM, Lipsey JR, Robinson RG, Price TR (1987) Two-year longitudinal study of post-stroke mood disorders: dynamic changes in correlations of depression at one and two years. Stroke 18:579-584

Partridge CJ, Johnston M, Edwards S (1987) Recovery from physical disability after stroke: normal patterns as a basis for evaluation. Lancet, 373-375

Petersen P, Godtfredsen J (1984) Atrial fibrillation- a review of course and prognosis. Acta Med Scand 216:5-9

Petersen P, Madsen EB, Brun B, Pedersen F, Gyldensted C, Boysen G (1987) Silent cerebral infarction in chronic atrial fibrillation. Stroke 18:1098-1100

Petersen P, Boysen G, Godtfredsen J, Andersen ED, Andersen B (1989) Placebo-controlled randomised trial of warfarin and aspirin for presentation of thromboembolic complications in chronic atrial fibrillation. The Copenhagen AFASAK Study. Lancet, 175-179

Petty GW, Lennihan L, Mohr JP, Hauser WA, Weitz J, Owen J, Towey L (1988) Complication of long-term anticoagulation. Ann Neurol 23:570-574

Pickersgill MJ, Lincoln NB (1983) Prognostic indicators and the pattern of recovery of communication in aphasic stroke patients. J Neurol Neurosurg Psychiat 46:130-9

Poeck K (1988) Das Problem der Demenz aus der Sicht der Neurologie. Akt Neurol 15:1-5

Prescott RJ, Garraway WM, Akhtar AJ (1982) Predicting functional recovery following acute stroke using a standard clinical examination. Stroke 13:641-7

Pullicino P, Kendall BE (1980) Contrast enhancement in ischemic lesions. 1.Relationship to prognosis. Neuroradiology 19:235-239

Rankin J (1957) Cerebral vascular accidents in patients over the age of 60. II.Prognosis. Scot Med J 2:200-215

Reding MJ, Winter SW, Hochrein SA, Simon HB, Thompson MM (1987) Urinary incontinence after unilateral hemispheric stroke: a neurologic-epidemiologic perspective. J Neuro Rehab 1:25-30

Reed DM, Resch JA, Hayashi T, Maclean C, Yano K (1988) A prospective study of cerebral artery atherosclerosis. Stroke 19:820-825

Ringelstein Eb, Zeumer H, Schneider R (1985) Der Beitrag der zerebralen Computertomographie zur Differentialtypologie und Differentialtherapie des ischämischen Grosshirninfarktes. Fortschr Neurol Psychiat 53:315-336

Robinson RG, Starr LB, Kubos KL, Price TR (1983) Post-stroke affective disorders. In: Reivich M, Hurtig HI (eds) Cerebrovascular diseases. Raven, New York, 137-145

Robinson RG, Starr LB, Price TR (1984) A two year longitudinal study of post-stroke mood disorders: prevalence and duration at six month follow-up. Br J Psychiat 144:256-262

Rogers RL, Meyer JS, Judo BW, Mortel KF (1985) Abstention from cigarette smoking improves cerebral perfusion among elderly chronic smokers. JAMA 253:2970-2974

Roth EJ, Mueller K, Green D (1988) Stroke rehabilitation outcome: impact of coronary artery disease. Stroke 19:42-47

Rothrock JF, Lyden PD, Hesselink JR, Brown JJ, Healy ME (1987) Brain magnetic resonance imaging in the evaluation of lacunar stroke. Stroke 18:781-786

Roy D, Marchand E, Gagne P, Chabot M, Cartier R (1986) Usefulness of anticoagulant therapy in the prevention of embolic complications of atrial fibrillation. Am Heart J 112:1039-1043

Sacco RL, Wolf PA, Kannel WB, McNamara PM (1982) Survival and recurrence following stroke; The Framingham Study. Stroke 13:290-295

Sacco RL, Ellenberg JH, Mohr JP, Tatemichi TK, Hier DB, Price TR, Wolf PA (1989) Infarcts of undetermined cause: The NINCDS Stroke Data Bank. Ann Neurol 25: 382-390

Sager WD, Ladurner G (1979) Klassifikation und Verlauf des Hirninfarktes im Computertomogramm. RÖFO 131:470-475

Sandercock P, Molyneux A, Warlow C (1985) Value of computed tomography in patients with stroke: Oxfordshire Community Stroke Project. Br Med J 290:193-197

Saunders JB, Beevers DG, Paton A (1981) Alcohol induced hypertension. Lancet 2, 653-6

Savoiardo M (1986) CT Scanning. In: Barnett HJM, Mohr JP, Stein DR, Yatsu FM (eds) Stroke: Pathophysiology, Diagnosis and Management. Churchill Livingstone, New York, Vol 1, 189-219

Scheinberg P (1988) Dementia due to vascular disease- a multifactorial disorder. Stroke 19:1291-1299

Schlesselman JJ (1982) Case-control studies. Design, conduct, analysis. Oxford Univ Press, New York

Schoenberg BS, Schoenberg GD, Pritchard DA, Lillenfeld AM, Whisnant JP (1980) Differential risk factors for completed stroke and transient ischemic attacks: study of vascular disease. Trans Am Neurol Assoc 105:165-167

Schoenberg BS, Schulte BPM (1988) Cerebrovascular disease: epidemiology and geopathology. In: Vinken PJ, Bruyn GW, Klawans HL (eds) Handbook of Clinical Neurology, Vol 53, Revised Series 9. Elsevier, Amsterdam New York, 1-26

Schuierer G, Huk W (1988) The unilateral hyperdense middle cerebral artery: an early CT sign of embolism or thrombosis. Neuroradiology 30:120-122

Scmidt EV, Smirnov VE, Ryabova VS (1988) Results of the seven-year prospective study of stroke patients. Stroke 19:942-949

Scragg R, Stewart A, Jackson R, Beaglehole R (1986) Cigarette smoking and risk of premature stroke in men and women. Br Med J 293:6-8

SDB Manual of Operations US Dpt of Commerce No NTIS Accession NO PB88 101852/as,p 51-52

Seiderer M, Krappel W, Moser E, Hahn D, Schmiedek P, Buell U, Kirsch C-M, Lissner J (1989) Detection and quantification of chronic cerebrovascular disease: comparison of MR-imaging. SPECT, and CT. Radiology 170: 545-548

Sheikh K, Smith DS, Meade TW, Brennan PJ, Ide L (1980) Assessment of motor function in studies of chronic disability. Rheumatol Rehabil 19:83-90

Shinar D, Gross CR, Mohr JP, Caplan LR, Price TR, Wolf PA, Hier DB, Kase CS, Fishman IG, Wolf CL, Kunitz SC (1985) Interobserver variability in the assessment of neurologic history and examination in the Stroke Data Bank. Arch Neurol 42:557-565

Shinar D, Gross CR, Price TR, Banko M, Bolduc PL, Robinson RG (1986) Screening for depression in stroke patients: the reliability and validity of the Center for Epidemiologic Studies Depression Scale. Stroke 17:241-245

Shinar D, Gross CR, Hier DB, Caplan LR, Mohr JP, Price TR, Wolf PA, Kase CS, Fishman IG, Brawick JA, Kunitz SC (1987) Interobserver reliability in the interpretation of computed tomographic scans of stroke patients. Arch Neurol 44:149-155

Shuaib A (1988) Transesophageal two-dimensional echocardiography and embolic stroke. Stroke 19:1447

Silliman RA, Wagner EH, Fletcher RH (1987) The social and functional consequences of stroke for elderly patients. Stroke 18:200-203

Silver FL, Norris JW, Lewis AJ, Hachinski VC (1984) Early mortality following stroke: a prospective review. Stroke 15:492-496

Sisk C, Ziegler DK, Zileli T (1970) Discrepancies in recorded results from duplicate neurological history and examination in patients studied for prognosis in cerebral vascular disease. Stroke 1:14-18

Sivenius J, Pyörälä K, Heinonen OP, Salonen JT, Riekkinen P (1985) The significance of intensity of rehabilitation of stroke - a controlled trial. Stroke 16:928-931

Skilbeck CE, Wade DT, Langton Hewer R, Wood VA (1983) Recovery after stroke. J Neurol Neurosurg Psychiat 46:5-8

Skriver EB, Olsen TS (1982) Contrast enhancement of cerebral infarcts. Incidence and clinical value in different states of cerebral infarction. Neuroradiology 23:259

Sloan MA (1987) Thrombolysis and stroke: past and future. Arch Neurol 44:748-768

Sorensen PS, Boysen G, Jensen G, Schnohr P (1982) Prevalence of stroke in a district of Copenhagen. Acta Neurol Scand 66:68-81

Springer A (1981) Österreichische Trinksitten, Konsumation, Einstellung, Gefährdung. Hollinek, Wien

SPSSX (1986) User Guide. McGraw Hill, New York

Stampfer MJ, Colditz GA, Willett WC et al (1988) A prospective study of moderate alcohol consumption and the risk of coronary disease and stroke in women. N Engl J Med 319:267-273

Starkstein SE, Robinson RG, Berthier ML, Price TR (1988) Depressive disorders following posterior circulation as compared with middle cerebral artery infarct. Brain 111:375-387

Starr LB, Robinson RG, Price TR (1983) Reliability, validity, and clinical utility of the Social Functioning Exam in the assessment of stroke patients. Exper Aging Res 9: 101-106

Steinbrich W, Friedmann G, Pawlik G, Böcher-Schwarz HG, Weiss WD (1986) MR bei ischämischen Hirnerkrankungen. Ein Vergleich mit CT, PET (18 Fluordesoxyglucose) und angiographischen Ergebnissen. RÖFO 145:173-181

Steingart A, Hachinski VC, Lau C, Fox AJ, Diaz F, Cape R, Lee D, Inzitari D, Merskey H (1987) Cognitive and neurologic findings in subjects with diffuse white matter lucencies on computed tomographic scan (Leuko-Araiosis). Arch Neurol 44:32-35

Stöllberger C, Brainin M, Slany J (1989) Transesophageal echocardiography (TEE) in patients with embolic events. 11th Congr Europ Soc Cardiology, Nice (abstr)

Tanaka H, Hayashi M, Date C, Imae K, Asada M, Shoji H, Okazaki K, Yamamoto H, Yoshikawa K, Shimada T, Lee SI (1985) Epidemiologic studies of stroke in Shibata, a Japanese provincial city: preliminary report on risk factors for cerebral infarction. Stroke 16:773-780

Taylor JR (1982) Alcohol and strokes. N Engl J Med 306:1111

Tell GS, Crouse JR, Furberg CD (1988) Relation between blood lipids, lipoproteins and cerebrovascular atherosclerosis. A review. Stroke 19:423-430

Tomasello F, Mariani F, Fieschi C et al (1982) Assessment of inter-observer differences in the Italian Multicenter Study on reversible cerebral ischemia. Stroke 13:32-35

Tsuchida S, Hiromitsu N, Yamaguchi O et al (1983) Urodynamic studies on hemiplegic patients after cerebrovascular accident. Urology 21:315-318

Tuhrim S, Damrosia JM, Price TR (1988) Prediction of intracerebral hemorrhage survival. Ann Neurol 24:258-263

Tunstall-Pedoe H (1985) Monitoring trends in cardiovascular disease and risk factors: The WHO Monica Project. WHO Chronicle 39:3-5

Valdimarsson E, Bergvall U (1982) Prognostic significance of cerebral computed tomography results in supratentorial infarction. Acta Neurol Scand 65:133-145

Van Swieten JC, Koudstaal PJ, Visser MC, Schouten HJA, Van Gijn J (1988) Interobserver agreement for the assessment of handicap in stroke patients. Stroke 19:604-607

Velay R, Drayer B, Albright R, Fram E (1985) Comparative neurotoxicity of angiographic contrast media. Neurology 35:1290-1298

Viitanen M (1987) Autopsy-verified causes of death after stroke. Acta Med Scand 222:401-408

Viitanen M, Fugl-Meyer MS, Bernspang B, Fugl-Meyer AR (1988) Life satisfaction in long-term survivors after stroke. Scand J Rehabil Med 20:17-24

Virapongse C, Mancuso A, Quisling R (1986) Human brain infarcts: Gd-DTPA-enhanced MR imaging. Radiology 161:785-794

Wade DT, Langton-Hewer R, Wood VA, Skilbeck CE, Ismail HM (1983) The hemiplegic arm after stroke: measurement and recovery. J Neurol Neurosurg Psychiat 46:521-4

Wade DT, Langton-Hewer R, Skilbeck CE, David RM (1985a) Stroke. A critical approach to diagnosis, treatment and management. Year Book Medical Publishers, Chicago

Wade DT, Wood VA, Langton-Hewer R (1985b) Recovery after stroke- the first three months. J Neurol Neurosurg Psychiat 48:7-13

Wade DT, Hewer RL, David RM, Euderby P (1986) Aphasia after stroke: natural history and associated deficits. J Neurol Neurosurg Psychiatry 49:11-16

Wade DT, Langton-Hewer R (1987) Functional abilities after stroke: measurements, natural history and prognosis. J Neurol Neurosurg Psychiat 50:177-182

Wade DT, Wood VA, Langton-Hewer R (1988) Recovery of cognitive function soon after stroke: a study of visual neglect, attention span and verbal recall. J Neurol Neurosurg Psychiat 51:10-13

Wang AM, Lin JC-T, Rumbaugh CL (1988) What is expected of CT in the evaluation of stroke? Neuroradiology 30:54-58

Ward G, Jamrozik K, Stewart-Wynne E (1988) Incidence and outcome of cerebrovascular disease in Perth, Western Australia. Stroke 19:1501-1506

Weiller C, Herges RM, Ringelstein EB, Poeck K (1989) Zur Pathogenese des Schlaganfalls bei dopplersonographisch unauffälligen Patienten. Nervenarzt 60: 149-153

Weisberg LA (1980) CT-enhancement patterns in cerebral infarction. Arch Neurol 37:21-24

Weisberg LA (1985) Nonseptic cardiogenic cerebral embolic stroke: clinical CT correlation. Neurology 35:896-899

Weisberg LA (1988) Alcoholic intracerebral hemorrhage. Stroke 19:1565-1569

Welin L, Svardusdo K, Wilhelmsen L et al (1987) Analysis of risk factors for stroke in a cohort of men born in 1913. N Engl J Med 317:521-526

Wende S, Voigt K, Hammer B, Du Boulay G, Scheithauer R (1986) Zur Problematik tödlicher Kontrastmittelzwischenfälle nach einer Computertomographie. Digit Bilddiagn 6:15-17

Whisnant JP, Fitzgibbon JP, Kurland LT, Sayre GP (1971) Natural history of stroke in Rochester,Minnesota: 1945 through 1954. Stroke 2:11-22

Williams SE, Treer CA (1986) Aphasia: Its effect on marital relationships. Arch Phys Med Rehabil 67:250-252

Wolf PA, Dawber TR, Thomas HE, Kannel WB (1978) Epidemiologic assessment of chronic atrial fibrillation and risk of stroke: The Framingham Study. Neurology 28:973-977

Wolf PA, Kannel WB, Verter J (1983) Current status of risk factors for stroke. Neurol Clin 1:317-343

Wolf PA (1986) Cigarettes, alcohol and stroke. N Engl J Med 315:1087-1089

Wolf PA, Kannel WB, McGee DL (1986) Prevention of ischemic stroke: risk factors. In: Barnett HJM, Mohr JP, Stein DR, Yatsu FM (eds) Stroke: Pathophysiology, Diagnosis, and Management Vol 2, Churchill Livingstone, New York, 967-988

Wolf PA, Abbott RD, Kannel WB (1987) Atrial fibrillation: a major contributor to stroke in the elderly. The Framingham Study.Arch Intern Med 147:1561-1564

Wolf PA, D'Agostino RB, Kannel WB, Bonita R, Behanger AJ (1988) Cigarette smoking as a risk factor for stroke. The Framingham Study. JAMA 259:1025-1029

World Health Organisation (1980) International Classification of Impairments, Disability and Handicaps. Geneva, WHO 1980

Yamanouchi II, Nagura II, Ohkawa Y, Sakurai Y, Kuzuhara S, Kuramoto K, Shimada H, Toyokura Y (1988) Anticoagulant therapy in recurrent cerebral embolism: a retrospective study in non-valvular atrial fibrillation. J Neurol 235:407-410

Yarnell PR, Friedmann BB (1987) Left "hemi" ADL learning and outcome: limiting factors. J Neuro Rehabil 1:125-130
Yatsu FM, Hart RG, Mohr JP, Grotta JC (1988a) Anticoagulation of embolic strokes of cardiac origin: an update. Neurology 38:314-316
Yatsu FM, Hart RG, Mohr JP, Grotta JC (1988b) Anticoagulation of embolic strokes (letter). Neurology 38:1503
Zech-Uber G, Alken P, Biedert S (1989) Neurogene Blasenstörungen. Nervenarzt 60:127-134
Zeiler K, Holzner F, Auff E, Wimmer S, Koch G, Deecke L (1986) Prognostische Kritertien beim "juvenilen Insult". Hämostaseologie 6:234-240
Zeiler K, Reisner T, Dal Bianco P, Holzner F, Auff E, Baumgartner C, Deecke L (1987) Zur Langzeitprognose von ischämisch bedingten zerebralen Durchblutungsstörungen- der Beitrag der Computertomographie. Akt Neurol 14:81-85
Zeumer H (1985) Survey of progress: vascular recanalising techniques in interventional neuroradiology. J Neurol 231:287-294
Zeumer H, Krämer G, Hornig CR (1985) Neue Aspekte der Diagnostik und Therapie ischämischer zerebraler Insulte. Akt Neurol 12:204-211
Zeumer H, Ringelstein EB (1987) Computed tomography patterns of brain infarctions as a pathogenetic key. In: Poeck K, Ringelstein EB, Hacke W (eds) New trends in diagnostic and management of stroke. Springer, Berlin Heidelberg New York ,75-85
Zülch KJ (1985) The cerebral infarct. Springer, Berlin Heidelberg New York